BARIATRISCHE DIÄT 2024

110 Menürezepte zur Unterstützung Ihrer Gewichtsabnahme, Ernährungsstrategien und praktische Ratschläge für ein neues Leben

TERY LONG

HAFTUNGSAUSSCHLUSS

Bitte beachten Sie, dass der Inhalt dieses Buches auf persönlichen Erfahrungen und verschiedenen Informationsquellen basiert. Dieses Buch soll nützliches und informatives Material zu den in der Veröffentlichung behandelten Themen bereitstellen. Der Verkauf erfolgt unter der Voraussetzung, dass der Autor und der Herausgeber keine persönlichen medizinischen, gesundheitlichen oder anderen professionellen Dienstleistungen im Zusammenhang mit dem Buch erbringen. Der Leser sollte seinen Arzt, Gesundheitsdienstleister oder eine andere kompetente Fachkraft konsultieren, bevor er Vorschläge aus diesem Buch übernimmt oder Schlussfolgerungen zieht. Der Autor und der Herausgeber lehnen ausdrücklich jegliche Verantwortung für jegliche Haftung, Verluste oder Risiken persönlicher oder sonstiger Art ab, die sich direkt oder indirekt aus der Nutzung und Anwendung der Inhalte dieses Buches ergeben.

NOTIZ

Wenn wir im Kontext dieses Buches von „einer Tasse" als Maßeinheit für Zutaten sprechen, meinen wir die Verwendung einer normalen Küchentasse mit einem Fassungsvermögen von etwa 2 Millilitern. Um die richtigen Mengen an Zutaten zu erhalten, ist es wichtig, einen Messbecher zu verwenden. Wenn Sie keinen Messbecher haben, können Sie einen Messbecher mit Skala verwenden und dabei darauf achten, dass die angegebenen Proportionen korrekt eingehalten werden. Hier sind einige Beispiele: 1 Tasse Mehl 100 gr. 1 Tasse Reis 200 gr. 1 Tasse Quinoa 200 g. Es wird empfohlen, die trockenen Zutaten in der Tasse mit einem Spatel oder einer Messerklinge auszugleichen, um eine genaue Messung zu erhalten. Bei flüssigen Zutaten empfiehlt es sich, den Becher bis zum Rand zu füllen, ohne zu quetschen oder Lücken zu hinterlassen.

ZUSAMMENFASSUNG

EINFÜHRUNG: WAS IST DIE BARIATRISCHE DIÄT

ZIELE DER BARIATRISCHE DIÄT

PHASEN DER BARIATRISCHE DIÄT

WÖCHENTLICHES MENÜ

ZUKUNFT UND ABSCHLUSS DER BARIATRISCHE DIÄT

REZEPTE ZUM FRÜHSTÜCK

32 EIWEISSOMELETT MIT SPINAT UND RICOTTA

34 BEEREN-PROTEIN-SMOOTHIE

36 BANANEN-PROTEIN-PFANNKUCHEN

38 GRIECHISCHER JOGHURT MIT APFELPÜREE UND ZIMT

40 HAFERBREI UND MANDELMILCH

42 RÜHREIER MIT AVOCADO UND KIRSCHTOMATEN

44 CHIA-PUDDING MIT KOKOSNUSS UND BLAUBEEREN

46 MINI-ZUCCHINI-KÄSE-KÜCHLEIN

48 OMELETT MIT TOFU UND GEMISCHTEM GEMÜSE

50 HÜTTENKÄSE MIT ERDBEEREN UND HONIG LIGHT

VORSPEISEN UND SMOOTHIE-REZEPTE

53 HÜHNCHEN-AVOCADO-SALAT

55 GEMISCHTE GEMÜSESUPPE

57 BANANEN-SMOOTHIE

59 GURKEN-SMOOTHIE UND LIMITEN-KURKUMA-JOGURT

61 ORANGEN, SCHWERTFISCH UND SPINAT MIT SENF

63 SALAT AUS PUNTARELLE UND GEBRATENEN SARDELLEN

65 KAROTTEN-HUMMUS MIT JOGHURT UND WÜRZIGEM ÖL

67 BUTTER MIT SAUCE UND RÜBENCHIPS

69 FRUCHT-SMOOTHIE

71 HÜHNERFLEISCHBÄLLCHEN MIT KURKUMA

73 GARNELEN MIT HONIG UND GERÖSTETEM GEWÜRZBROT

76 FENCHELCREME MIT INGWER UND GEBRATENEN ARTISCHOCKEN

79 AZUKI-BOHNEN-HUMMUS

81 KAROTTEN-LIMETTE-SMOOTHIE

82 SUPER ENERGIE-SMOOTHIE

83 MELONEN-PFIRSICH-SMOOTHIE

85 SCHWARZKOHL-CHIPS MIT SESAM UND ZIEGENSAMEN

87 REISKUCHEN MIT PILZEN BRATEN

90 BLUMENKOHLFLEISCHBÄLLCHEN

92 MEERESFRÜCHTSKUCHEN MIT ARTISCHOCKEN

REZEPTE ERSTEN GÄNGE

96 KÜRBIS-ZWIEBEL-PÜREE

98 QUINOA-RISOTTO MIT SPINAT

100 CAVATELLI MIT KICHERERBSEN, RÜBENKOPF UND KARTOFFELN

102 PAPPARDELLE MIT RADICCHIO-SAUCE, FIG

104 GANZES FUSILLI MIT EDAMAME-PESTO UND SONNENBLUMENKERNEN

106 PENNE ZUCUCHSPECK UND KÄSE

109 PENNE MIT PRIMBLEN UND TOMATEN

112 TAGLIATELLE MIT ZUCCHINI-RICOTTA-SPECK

115 BRAUNER REIS MIT ZITRONE, WALNÜSSEN UND PETERSILIE

117 GANZE SPAGHETTI MIT AUBERGINENSOSSE

119 KARTOFFELGNOCCHI MIT PFEFFERCREME

122 WINTER-MINESTRONE MIT PASSATELLI-KUGELN

124 ARTISCHOCKE PARMIGIANA

126 KALTE PASTA MIT OLIVEN, GEGRILLTEN AUBERGINEN UND MANDELPESTO

128 ORECCHIETTE MIT SAUBOHNENCREME UND SAUTIERTEM CHICORÉE

130 ZITRONEN-TAGLIOLINI MIT BASILIKUM UND SAFFRAN

132 CANNELLINI-BOHNENSUPPE

134 REIS-LINSEN-SUPPE

136 KOKOSNUSSREIS MIT KICHERERBSENCURRY

139 FENCHEL-CAVAGE-SUPPE MIT SPECK

141 PAVESE-SUPPE

143 PASTA, BOHNEN UND MUSCHELN

145 KARDINALS TIMBALLO

148 REGINETTE IN MONTÉBORE-DREI-PFEFFER-SAUCE

150 LINGUINE MIT RUCOLAPESTO

152 BOHNEN-KASTANIEN-SUPPE

154 HALBÄRMEL MIT WEISSER SAUCE UND WALNÜSSEN

156 ROTE SPAGHETTI MIT KNOBLAUCH, ÖL UND CHILI

159 GERÄUCHERTER RISOTTO MIT KASTANIEN

162 SPAGHETTONI MIT CASHEWNÜSSEN UND PFEFFER

164 ROTKOHL-RISOTTO UND PARMESAN-FONDUE

167 RÜBENOBERTEILE UND ZITRONENRISOTTO

170 ORECCHIETTE, RÜBENTOPF UND INGWER

172 SPAGHETTI MIT KABELJAU-SAUCE

174 HERBSTBREI

177 SPAGHETTONI MIT STEINPLATTEN UND PECORINO

179 VALPELLINESER SUPPE

182 PISAREI UND FAŚÖ DI PIACENZA

185 LASAGNE MIT HERBSTGEMÜSE

187 SPINATSUPPE

REZEPTE ZWEITEN GÄNGE

190 GEDÄMPFTES FISCHFILET MIT KRÄUTERN

192 PUTEN- UND ZUCCHINI-FLEISCHBÄLLCHEN

194 VALDOSTANE-KOTTELETS

196 KANINCHENBRATEN MIT SAEURIER UND SPECK UND APFELCREME MIT SENF

199 GEBACKENES HÄHNCHEN MIT ZITRONE, ORANGE UND LORBEERKLEID

201 AROMATISCHER FISCH MIT PAPRIKA, KURKUMA UND ZITRUSFRÜCHTEN

204 MAMMOLESISCHER BESTAND

206 POCHIERTES EI AUF SÜSSSÄUREM ESCAROLE

208 ORANGEN-LACHS-FLEISCHBÄLLCHEN

211 STEINBUTTFILET MIT CALVADOS UND LAUCHCREME MIT PAPRIKA

213 GERÄUCHERTES FLEISCH

215 IN DER PFANNE GEFISCHTER WOLFSBARSCH IN WEIN

217 SCHWEINERUND MIT MILCH UND ZWIEBELN

219 CHICKEN NUGGETS MIT HAFER

222 THUNFISCH NACH CACCIATORE-ART

225 MEERESFRÜCHTSSUPPE MIT SELLERIAK

228 SEEZUNGENFILETS MIT KARTOFFELN UND LAUCHCREME

231 GEBACKENER STEINBUTT, SAURE RÜBEN, GERÖSTETE MANGO

234 TINTENFISCH, GEFÜLLT MIT ZITRUSFRÜCHTEN

237 WOLFSBARSCH, PILZE UND CERFOGLIO

240 FISCHEINTOPF UND ZUCCHINI-CREME MIT SCAPECE

243 FISCH MIT SEMMELBRÖSELN

245 FISCHHACKBRATEN MIT BROKKOLI, AROMATISCHEN KRÄUTERN UND SAHNE

247 KALBSFILET, ÄPFEL UND CHICORÉE MIT PORTWEINSOSSE

250 BORLOTTI-HACKBROT, GRÜNE BOHNEN UND KÄSE, EINGEWICKELT IN SCHINKEN

253 GRATINIERTER KABELJAU

255 HÄHNCHEN- UND STEINROLLEN MIT INGWER IN KATAIFI-NUDELN

258 FISHERMAN NACH LUCIANA-ART UND KNUSPRIGE ARTISCHOCKEN

261 JAKOBSMUSCHELN MIT WEINTRAUBEN UND PILZEN

263 FÄCHER MIT STEINZEUG UND KARTOFFELN

266 BARSCH- UND TAPIOKA-KOTELETT

268 HUHN MIT SAHNE UND STEINZEUG

271 HACKBRATEN MIT KÜRBIS, KICHERERBSEN UND PILZEN

274 GEFÜLLTE ZUCCHINE

277 MEERESFRÜCHTER SALAT

279 GEMÜSESPIESSE MIT OKRA

281 KABELJAU NACH MEDITERRANER ART IN AGUACHILE

283 SCHWEINEFILET MIT LÜTTICHER SIRUP, FRIGGITELLI UND FRÜHLINGSZWIEBELN

285 DORADE UND KARAMELLISIERTE ENDIVIE

288 MARENGO-HUHN

EINLEITUNG WAS IST DIE BARIATRISCHE DIÄT

Die bariatrische Diät ist eine Ernährungsweise, die speziell für Menschen entwickelt wurde, die sich einer bariatrischen Operation unterzogen haben, wie z. B. einem Magenbypass, einer Schlauchmagenoperation oder einem Magenband. Diese Diät ist entscheidend, um den langfristigen Erfolg der Operation sicherzustellen und den Patienten dabei zu helfen, einen deutlichen Gewichtsverlust zu erreichen und aufrechtzuerhalten. Ziele der bariatrischen Diät: 1. Postoperative Heilung: In den ersten Tagen und Wochen nach der Operation ist die Ernährung darauf ausgerichtet, die Heilung von Magen und Darm zu fördern. In dieser Phase nehmen Sie hauptsächlich klare Flüssigkeiten und weiche Lebensmittel zu sich. 2. Reduzierung der Kalorienzufuhr: Langfristig zielt die bariatrische Diät darauf ab, die tägliche Kalorienaufnahme deutlich zu reduzieren und gleichzeitig sicherzustellen, dass Sie alle wichtigen Nährstoffe erhalten. 3. Vorbeugung von Nährstoffdefiziten: Aufgrund der veränderten Verdauung und Aufnahme von Nährstoffen ist es wichtig, einen ausgewogenen Ernährungsplan einzuhalten und häufig Vitamine und Mineralstoffe zuzuführen. 4. Gewichtskontrolle: Die Diät hilft Patienten, den durch die Operation erreichten Gewichtsverlust aufrechtzuerhalten und eine Gewichtszunahme zu verhindern. Grundprinzipien der bariatrischen Diät: Kleine Portionen: Da der Magen deutlich kleiner ist, sollten die Portionen viel kleiner sein als vor der Operation. Langsames und gründliches Kauen: Es ist wichtig, dass Sie Ihre Nahrung sehr gut kauen, um die Verdauung zu unterstützen und Problemen wie Verstopfungen vorzubeugen. Hohe Proteinaufnahme: Protein ist für den Erhalt der Muskelmasse und die Unterstützung des Stoffwechsels unerlässlich. –

Beschränkung von Zucker und Fetten:
Lebensmittel, die reich an Zucker und Fetten
sind, können unangenehme Symptome wie
das „Dumping-Syndrom" verursachen, das
durch Übelkeit, Durchfall und
Bauchkrämpfe gekennzeichnet ist.
Entwicklung der Ernährung: Die
bariatrische Ernährung entwickelt sich in
verschiedenen Phasen und reicht von einer
unmittelbar postoperativen flüssigen
Ernährung bis hin zu einer ausgewogenen
festen Ernährung. Jede Phase ist so
konzipiert, dass sie sich an den
Heilungsprozess und die neuen
Verdauungsfähigkeiten des Patienten
anpasst. Zusammenfassend ist die
bariatrische Ernährung ein entscheidendes
Element für den Erfolg einer bariatrischen
Operation. Die sorgfältige Einhaltung dieses
Ernährungsplans trägt dazu bei, die
Ergebnisse Ihrer Operation zu optimieren
und langfristig eine optimale Gesundheit zu
erhalten.

ZIELE DER BARIATRISCHE DIÄT

Die bariatrische Diät soll die Ergebnisse einer bariatrischen Operation unterstützen und optimieren, wobei der Schwerpunkt auf mehreren entscheidenden Zielen liegt: 1. Unterstützung der postoperativen Heilung: In den ersten Tagen und Wochen nach der Operation besteht das Hauptziel darin, die Heilung des Magens und des Magens zu fördern Darm. In dieser Phase besteht die Ernährung hauptsächlich aus klaren Flüssigkeiten und weichen Nahrungsmitteln, um eine Belastung des Verdauungssystems zu vermeiden. 2. Gewichtsverlust erleichtern: Eines der Hauptziele der bariatrischen Diät ist die Förderung eines signifikanten Gewichtsverlusts durch eine drastische Reduzierung der Kalorienaufnahme und eine Verbesserung der Stoffwechseleffizienz des Körpers. 3. Ernährungsdefiziten vorbeugen: Nach einer bariatrischen Operation kann es sein, dass der Körper Schwierigkeiten hat, einige essentielle Nährstoffe aufzunehmen. Die Ernährung ist daher strukturiert Sorgen Sie für eine ausreichende Zufuhr von Vitaminen, Mineralstoffen und Proteinen, oft begleitet von der Einnahme von Nahrungser gänzungsmitteln. 4. Muskelmasse erhalten: Ein weiteres Ziel ist der Erhalt der Muskelmasse während der Gewichtsabnahme. Dies wird durch eine hohe Proteinzufuhr und ausreichende körperliche Aktivität erreicht, um zu verhindern, dass der Körper Muskelgewebe als Energiequelle nutzt. 5. Postoperativen Komplikationen vorbeugen: Die Diät zielt auch darauf ab, das Risiko von Komplikationen wie dem „Dumping-Syndrom" zu minimieren, das bei zu schnellem Verzehr von zucker- oder fettreichen Lebensmitteln auftreten kann. Um diese Komplikationen zu vermeiden, schränkt die Ernährung diese Art von Nahrungsmitteln ein und fördert einen langsamen, kontrollierten Verzehr. 6. Fördern Sie nachhaltige Essgewohnheiten:

Die bariatrische Diät ist nicht nur ein vorübergehender Plan, sondern zielt darauf ab, langfristig gesunde und nachhaltige Essgewohnheiten zu etablieren. Dazu gehört der Verzehr kleinerer Portionen, die Auswahl nahrhafter Lebensmittel und die Einführung eines regelmäßige Essensroutine. 7. Unterstützen Sie das psychische und emotionale Wohlbefinden: Neben den körperlichen Aspekten berücksichtigt die bariatrische Ernährung auch das psychische Wohlbefinden des Patienten. Die Umstellung auf eine neue Ernährungsweise kann eine emotionale Herausforderung sein, daher umfasst die Ernährung häufig psychologische Unterstützung bei der Bewältigung von Lebensstiländerungen. Zusammenfassend lässt sich sagen, dass die bariatrische Diät eine Säule auf dem Weg zur postoperativen Gewichtsabnahme sein soll, indem sie eine wirksame Heilung, einen sicheren und dauerhaften Gewichtsverlust und eine allgemeine Verbesserung der Lebensqualität des Patienten fördert.

PHASEN DER BARIATRISCHE DIÄT

Die bariatrische Diät ist in verschiedene Phasen unterteilt, die sich schrittweise weiterentwickeln, um sich an die Genesung des Patienten und neue Verdauungsbedürfnisse anzupassen. Jede Phase hat spezifische Ziele und führt nach und nach mehr feste Nahrung ein, während gleichzeitig sichergestellt wird, dass der Patient die notwendigen Nährstoffe erhält, ohne das Verdauungssystem zu überlasten. 1. Phase 1: Diät mit klarer Flüssigkeit (erste 12 Tage) Ziel: Förderung der sofortigen Heilung des Magens und Verringerung des Risikos von Komplikationen. Erlaubte Lebensmittel: Wasser, klare Brühe, zuckerfreie Gelatine, zuckerfreie Kräutertees, zuckerfreies Eis am Stiel. Merkmale: Diese Phase dauert typischerweise ein bis zwei Tage nach der Operation. Der Patient sollte Flüssigkeiten langsam schlürfen und häufig kleine Mengen trinken, um Übelkeit und Unwohlsein zu vermeiden. 2. Phase 2: Vollständige Flüssigdiät (37 Tage) Ziel: Beginnen Sie mit der Nährstoffversorgung und schützen Sie gleichzeitig den Magen. Zulässige Lebensmittel: Pflanzenmilch, Proteinshakes, fettarmer und glatter Joghurt, Sahnebrühen, verdünnte Fruchtsäfte, flüssige Proteinpräparate. Merkmale: In dieser Phase kann der Patient dickere und nährstoffreichere Flüssigkeiten zu sich nehmen, wobei der Schwerpunkt hauptsächlich auf der Protein- und Flüssigkeitsaufnahme liegt, um die Flüssigkeitszufuhr aufrechtzuerhalten. 3. Phase 3: Püree-Diät (24 Wochen) Ziel: Wiedereinführung fester Nahrungsmittel in einer leicht verdaulichen Form. Erlaubte Lebensmittel: Pürierte Lebensmittel wie Obst- und Gemüsepürees, pürierter Fisch und mageres Fleisch, Rührei, Tofu, griechischer Joghurt, pürierte Hülsenfrüchte. Eigenschaften: Lebensmittel müssen in diesem Stadium eine glatte, breiige Konsistenz haben. Die Portionen sind sehr klein und der Patient muss weiterhin langsam essen und gut kauen. 4. Phase 4: Halbfeste Diät (46 Wochen) Ziel: Den Magen an festere Nahrung gewöhnen und gleichzeitig eine ausreichende Proteinzufuhr aufrechterhalten. Erlaubte Lebensmittel: Weiche, leicht zu kauende Lebensmittel wie Hühnchen, Fisch, gekochtes Gemüse, gut gekochtes Müsli, Hüttenkäse, fettarmer Käse. Eigenschaften: Das Essen muss weich und leicht kaubar sein. Diese Phase bereitet den Patienten schrittweise auf die Wiedereinführung einer normaleren Ernährung vor. 5. Phase 5: Feste Ernährung (ab 6 Wochen) Ziel: Langfristig eine ausgewogene und nachhaltige Ernährung erreichen. Erlaubte Lebensmittel: Alle Lebensmittel, mit einigen Ausnahmen. Es ist wichtig, weiterhin Lebensmittel mit hohem Zucker-, Fett- und raffinierten Kohlenhydratgehalt zu meiden. Konzentrieren Sie sich auf mageres Eiweiß, Gemüse, zuckerarmes Obst und Vollkornprodukte. Merkmale: Diese Phase stellt den Übergang zu einer normalen

Ernährung mit sehr kleinen Portionen und kontinuierlicher Konzentration darsorgfältiges Kauen und langsamer Verzehr. Die Ernährung muss ausgewogen, reich an Proteinen, Ballaststoffen und essentiellen Nährstoffen sein. 6. Langfristiges Erhaltungsziel: Gewicht stabilisieren und einen gesunden Lebensstil beibehalten. Zulässige Lebensmittel: Eine ausgewogene Ernährung ähnlich der Phase 5, mit gelegentlichen Anpassungen, um eine Gewichtszunahme zu vermeiden. Merkmale: Patienten sollten weiterhin einen Ernährungsplan befolgen, der die Aufrechterhaltung des Gewichts und die Vorbeugung von Nährstoffdefiziten unterstützt, wobei der Schwerpunkt weiterhin auf Protein, Flüssigkeitszufuhr und Portionskontrolle liegen sollte. Diese Schritte sind entscheidend, um den Erfolg der bariatrischen Chirurgie sicherzustellen und den Patienten dabei zu helfen, gesunde Essgewohnheiten zu entwickeln, die ein Leben lang anhalten.

WÖCHENTLICHES MENÜ

Beispiel für ein wöchentliches Menü für die bariatrische Diät (feste Phase) Dieses beispielhafte wöchentliche Menü ist für die feste Phase der bariatrischen Diät konzipiert, die etwa 6 Wochen nach der Operation beginnt. Es ist wichtig zu beachten, dass die Portionen sehr klein sein müssen und der Patient langsam essen und jeden Bissen gut kauen muss. Montag Frühstück: 1 hartgekochtes Ei 1 Esslöffel fettarmer Ricotta 1 Scheibe Avocado Snack: 1 fettarmer griechischer Joghurt Mittagessen: 60 g gegrillte Hähnchenbrust 2 Esslöffel pürierte Karotten Snack: 1 kleines Stück fettarmer Käse Abendessen : 60 g gedünstetes Fischfilet 2 Esslöffel gekochtes Gemüse (Zucchini oder Spinat) Dienstag Frühstück: 1 Esslöffel Hüttenkäse 1 Esslöffel geschnittene Erdbeeren Snack: 1 hartgekochtes Ei Mittagessen: 60 g gebratener Truthahn 2 Esslöffel Blumenkohlpüree Snack: 1 kleines Stück fettarmer Käse Abendessen: 60 g gebackener

Fisch mit Kräutern 2 Esslöffel gedünsteter
Brokkoli Mittwoch Frühstück: 1 Rührei 1
Esslöffel gekochter Spinat Snack: 1
fettarmer griechischer Joghurt Mittagessen:
60 g gegrilltes mageres Rinderfilet 2 Esslöffel
Kürbispüree Snack: 1/2 Apfel ohne Schale
Abendessen: 60 g Brathähnchen 2 Esslöffel
Kartoffelpüree-Desserts Donnerstag
Frühstück: 1 Hart- gekochtes Ei 1 Scheibe
Avocado Snack: 1 Esslöffel fettarmer Ricotta
Mittagessen: 60 g gedünstetes Lachsfilet 2
Esslöffel gedünstete grüne Bohnen Snack: 1
kleines Stück fettarmer Käse Abendessen: 60
g gehacktes Putenfleisch, gekocht mit
Gemüse 2 Esslöffel Karottenpüree Freitag
Frühstück: 1 Esslöffel Hüttenkäse 1 Esslöffel
Blaubeeren Snack: 1 hartgekochtes Ei
Mittagessen: 60 g gebackener Weißfisch 2
Esslöffel Brokkolipüree Snack: 1 fettarmer
griechischer Joghurt Abendessen: 60 g
gegrilltes Hähnchen 2 Esslöffel
Süßkartoffelpüree Samstag Frühstück: 1
Rührei 1 Tomatenscheibe Snack: 1 Esslöffel
fettarmer Ricotta Mittagessen: 60 g mageres
Schweinefilet 2 Esslöffel Blumenkohlpüree

Snack: 1/2 Birne ohne Schale Abendessen: 60 g gedünsteter Schwertfisch 2 Esslöffel gekochter Spinat Sonntagsfrühstück: 1 hartgekochtes Ei 1 Esslöffel Hüttenkäse Snack: 1 fettarmer griechischer Joghurt Mittagessen: 60 g gebackenes Hähnchenfilet 2 Esslöffel Kürbispüree Snack: 1 kleines Stück fettarmer Käse Abendessen: 60 g gebackener Lachs 2 Esslöffel gekochtes gemischtes Gemüse (Zucchini, Karotten) Überlegungen: Flüssigkeitsaufnahme: Trinken Sie mindestens 1,5 Liter Wasser pro Tag und vermeiden Sie das Trinken während der Mahlzeiten, um eine vorzeitige Magenfüllung zu vermeiden. Nahrungsergänzungsmittel: Es ist wichtig, die von Ihrem Arzt verordneten Vitamin- und Mineralstoffpräparate einzunehmen, um Nährstoffmängeln vorzubeugen. Portionen: Die Portionen müssen sehr klein sein; Konsultieren Sie immer Ihren Arzt oder Ernährungsberater, um die Mengen an Ihre spezifischen Bedürfnisse anzupassen.

ZUKUNFT UND ABSCHLUSS DER BARIATRISCHE DIÄT

Zukunft der bariatrischen Chirurgie Die bariatrische Chirurgie hat die Behandlung schwerer Fettleibigkeit und damit verbundener Erkrankungen bereits revolutioniert, doch die Zukunft dieser Disziplin verspricht weitere bedeutende Fortschritte. Diese Fortschritte werden durch neue Technologien, innovative Forschung und einen immer stärkeren Fokus auf die Personalisierung der Pflege vorangetrieben. 1. Technologische Innovationen Minimalinvasive Chirurgie: Laparoskopische und robotergestützte Techniken werden sich weiterentwickeln, wodurch Operationen noch weniger invasiv werden, die Genesungszeiten verkürzt und die damit verbundenen Risiken minimiert werden. Telemedizin und Fernüberwachung: Die postoperative Überwachung könnte zunehmend durch Telemedizin verwaltet werden, wodurch Patienten Unterstützung und Überwachung aus der Ferne erhalten und die Notwendigkeit persönlicher Besuche verringert würde. 2. Personalisierung der maßgeschneiderten Behandlungen: Mit der Weiterentwicklung der Präzisionsmedizin wird es möglich sein, Operations- und Ernährungsprotokolle auf der Grundlage der genetischen und metabolischen Eigenschaften des Patienten zu personalisicrn und so die Ergebnisse zu optimieren. Psychologie und Verhaltensunterstützung: Die Integration von psychologischer Unterstützung und maßgeschneiderten Verhaltensänderun gsprogrammen wird von entscheidender Bedeutung sein, um Patienten bei der Bewältigung langfristiger Ernährungs- und Lebensstilprobleme nach der Operation zu unterstützen. 3. Neue Ansätze und Techniken Nicht-chirurgische Techniken: Möglicherweise werden neue, weniger invasive Behandlungen wie fortschrittliche intragastrische Ballons oder endoskopische Geräte auf den Markt kommen, die für einige Patienten Alternativen zur Operation bieten. Mikrobiom- und Stoffwech selforschung: Forschungen zum Darmmikrobiom und seiner Rolle im Stoffwechsel könnten zu neuen Behandlungen in Kombination mit bariatrischer Chirurgie führen, um das Gewichtsmanagement und die Stoffwechselgesundheit zu verbessern. 4. Erweiterung der Zugänglichkeit und Inklusion Zugang: Es wird erwartet, dass der Zugang zu bariatrischer Chirurgie, insbesondere in Entwicklungsländern, dank Aufklärungs- und Finanzierun gsprogrammen, die Behandlungen zugänglicher machen, zunehmen wird. Reduzierte Stigmatisierung: Mit zunehmendem Bewusstsein und zunehmender Akzeptanz von Fettleibigkeit als komplexer medizinischer Erkrankung kann die mit der bariatrischen Chirurgie verbundene Stigmatisierung abnehmen und mehr Menschen dazu ermutigen, diese Behandlungsoption in Betracht zu ziehen.

REZEPTE
ZUM FRÜHSTÜCKS

EIWEISSOMELETT MIT SPINAT UND RICOTTA

Zubereitungszeit: 10 Minuten

Kochzeit: 15-20 Minuten

Dosierung: 4 Personen

Zutaten:

8 Eiweiß

200 g frischer Spinat

100g Ricotta

50 g geriebener Parmigiano Reggiano

1 Knoblauchzehe

Salz, Pfeffer und Muskatnuss nach Geschmack

1 Esslöffel natives Olivenöl extra

Vorbereitung

Den Spinat waschen, grob hacken und in einer Pfanne mit etwas Öl und dem gehackten Knoblauch anbraten, bis er weich ist. In einer Schüssel das Eiweiß mit einer Gabel schlagen, Ricotta, Parmesan, Salz, Pfeffer und Muskatnuss hinzufügen. Den Spinat zur Eimischung geben und gut verrühren. Die Mischung in eine mit Öl gefettete beschichtete Pfanne geben und bei mittlerer Hitze kochen lassen, dabei einen Deckel auflegen. Wenn das Omelett auf dem Boden liegt, drehen Sie es mit Hilfe eines Tellers oder eines Pfannenwenders um. Von der anderen Seite goldbraun braten.

BEEREN-PROTEIN-SMOOTHIE

Zubereitungszeit: 5 Minuten

Kochzeit: Nicht notwendig

Dosierung: 1 Person

Zutaten:

150 g griechischer Joghurt

1 Messlöffel Proteinpulver (Geschmack Ihrer Wahl)

100 g gemischte Beeren (frisch oder gefroren)

1/2 Banane

150 ml Pflanzenmilch (Mandel, Soja, Reis)

Natürlicher Süßstoff nach Geschmack (Stevia, Erythrit)

Vorbereitung

Alle Zutaten in einen Mixer geben und glatt rühren. Wenn Sie es süßer mögen, fügen Sie Süßstoff hinzu: Für eine leichtere Variante können Sie die Menge an Ricotta oder Proteinpulver reduzieren. Wenn Sie eine Laktoseintoleranz haben, verwenden Sie Pflanzenmilch und Sojajoghurt.

BANANEN-PROTEIN-PFANNKUCHEN

Zubereitungszeit: 10 Minuten

Kochzeit: Etwa 2 Minuten pro Pfannkuchen

Portionen: 4 Personen (ca. 8 Pfannkuchen)

Zutaten:

2 reife Bananen

4 Eiweiß

100g Haferflocken

1 Teelöffel Backpulver

Zimtpulver nach Geschmack

Kokosöl oder Antihaftspray

um die Pfanne einzufetten

Vorbereitung

Die Bananen mit einer Gabel zerdrücken, bis
ein Püree entsteht. In einer Schüssel
zerdrückte Banane, Eiweiß, Hafermehl,
Backpulver und Zimt vermischen. Gut
vermischen, bis eine homogene Mischung
entsteht. Erhitzen Sie eine beschichtete
Pfanne und fetten Sie sie leicht mit Kokosöl
oder Spray ein. Geben Sie für jeden
Pfannkuchen eine Kelle der Mischung hinein
und backen Sie ihn bei mittlerer Hitze, bis
sich auf der Oberfläche Blasen bilden und
der Rand goldbraun ist. Drehen Sie den
Pfannkuchen um und backen Sie ihn von der
anderen Seite. Wiederholen Sie den
Vorgang, bis die Mischung fertig ist.

GRIECHISCHER JOGHURT MIT AUS APFEL PÜREE UND ZIMT

Zubereitungszeit: 5 Minuten

Kochzeit: Nicht notwendig

Dosierung: 4 Personen

Zutaten:

500 g griechischer Joghurt

2 Äpfel

1 Teelöffel gemahlener Zimt

Gehackte Haselnüsse (optional)

Vorbereitung

Die Äpfel schälen, in Stücke schneiden und in einer Pfanne mit etwas Wasser kochen, bis sie weich sind. Die Äpfel mit einer Gabel zerdrücken, um ein Püree zu erhalten. Gießen Sie den griechischen Joghurt in vier Schüsseln. In jede Schüssel einen Löffel Apfelmus und eine Prise Zimt geben. Nach Belieben mit gehackten Haselnüssen dekorieren.

Tipps: Für Apfelmus können Sie auch andere Obstsorten verwenden, zum Beispiel Birnen oder Pflaumen.

HAFERBREI UND MANDELMILCH

Zubereitungszeit: 5 Minuten

Kochzeit: 2-3 Minuten

Dosierung: 2 Personen

Zutaten:

80g Haferflocken

400 ml Mandelmilch

Frisches Obst nach Geschmack (Bananen, Blaubeeren, Erdbeeren)

Samen (Chia, Flachs, Kürbis)

Gehackte Walnüsse oder Mandeln

Gemahlener Zimt

Honig oder Agavensirup (optional)

Vorbereitung

Haferflocken und Mandelmilch in einen Topf geben. Bei schwacher Hitze unter ständigem Rühren kochen, bis der Brei die gewünschte Konsistenz erreicht hat. Gießen Sie den Brei in eine Schüssel und fügen Sie die gehackten Früchte, Samen, Nüsse und Zimt hinzu und süßen Sie nach Belieben mit Honig oder Agavensirup.

Beratung:

Sie können Ihren Brei mit verschiedenen Früchten, Samen und Nüssen individuell gestalten.

RÜHREI MIT AVOCADO UND KIRSCHTOMATEN

Zubereitungszeit: 5 Minuten

Kochzeit: 5 Minuten

Dosierung: 2 Personen

Zutaten:

4 Eier

1 reife Avocado

4 Kirschtomaten

Salz und Pfeffer nach Geschmack

Extra natives Olivenöl

Vorbereitung

In einer beschichteten Pfanne einen Schuss Öl erhitzen. Die Eier in einer Schüssel mit einer Prise Salz und Pfeffer verquirlen. Geben Sie die Eier in die Pfanne und kochen Sie sie bei schwacher Hitze unter ständigem Rühren mit einer Gabel, bis ein weiches Rührei entsteht. In der Zwischenzeit die Avocado in Würfel schneiden und die Kirschtomaten halbieren. Avocado und Kirschtomaten zum Rührei geben und vorsichtig verrühren.

Beratung:

Für Rühreier können Sie anderes Gemüse wie Spinat oder Pilze hinzufügen.

CHIA-PUDDING MIT KOKOSNUSS UND BLAUBEEREN

Zubereitungszeit: 5 Minuten

Ruhezeit: Mindestens 2 Stunden

Portionen: 2

Zutaten:

2 Esslöffel Chiasamen

1 Tasse Kokosmilch

1/4 Tasse frische oder gefrorene Blaubeeren

1 Esslöffel Honig (optional)

Abgeriebene Schale einer Limette (optional)

Vorbereitung

Kombinieren Sie die Zutaten: Geben Sie in ein Glas oder eine Schüssel Chiasamen, Kokosmilch, Blaubeeren, Honig und Limettenschale (falls verwendet). Gut vermischen: Alle Zutaten gut vermischen, bis die Chiasamen vollständig in die Flüssigkeit eingetaucht sind. Ruhen: Das Glas abdecken und mindestens 2 Stunden im Kühlschrank ruhen lassen, oder bis der Pudding die gewünschte Konsistenz erreicht hat. Servieren: Den Chia-Pudding mit frischen Blaubeeren garnieren.

Beratung:

Chia-Pudding: Sie können Ihren Pudding individuell gestalten, indem Sie andere Beeren, Nüsse oder Samen hinzufügen.

MINI-ZUCCHINI-KÄSE-KÜCHLEIN

Zubereitungszeit: 20 Minuten

Kochzeit: 15 Minuten

Portionen: Etwa 12 Pfannkuchen

Zutaten:

1 geriebene Zucchini

100 g geriebener Käse

(wie Grana Padano)

1 Ei

50 g 00-Mehl

1 Teelöffel Backpulver

Salz und Pfeffer nach Geschmack

Frittieröl

Vorbereitung

Den Teig vorbereiten: In einer Schüssel geriebene Zucchini, geriebenen Käse, Ei, Mehl, Hefe, Salz und Pfeffer vermischen. Gut vermischen, bis eine homogene Mischung entsteht. Pfannkuchen formen: Mit Hilfe von zwei Teelöffeln kleine Teigkugeln formen. Frittieren: Reichlich Öl in einer Pfanne erhitzen und die Pfannkuchen darin von beiden Seiten goldbraun braten. Lassen Sie die Pfannkuchen auf saugfähigem Papier abtropfen, um überschüssiges Öl zu entfernen.

Beratung:

Mini-Küchlein: Sie können dem Teig auch anderes Gemüse hinzufügen, zum Beispiel Karotten oder Spinat.

OMELETT MIT TOFU UND GEMISCHTEM GEMÜSE

Zubereitungszeit: 15 Minuten

Kochzeit: 10 Minuten

Portionen: 2

Zutaten:

200g Tofu

1 Zwiebel

1 Pfeffer

1 Zucchini

1 Ei

2 Esslöffel Kichererbsenmehl

1 Esslöffel Sojamilch

Salz, Pfeffer, aromatische Kräuter

nach Geschmack (Oregano, Basilikum)

Extra natives Olivenöl

Vorbereitung

Bereiten Sie das Gemüse vor: Zwiebel, Paprika und Zucchini in feine Scheiben schneiden. Tofu zerbröckeln: Den Tofu mit einer Gabel zerbröseln. Zutaten vermischen: Zerkrümelten Tofu, Ei, Kichererbsenmehl, Sojamilch, Gemüse, Salz, Pfeffer und Kräuter in einer Schüssel vermengen. Gut vermischen, bis eine homogene Mischung entsteht. Omelett zubereiten: Eine beschichtete Pfanne mit etwas Öl erhitzen. Gießen Sie die Mischung hinein und kochen Sie sie bei mittlerer Hitze und einem Deckel, bis die Unterseite goldbraun ist. Drehen Sie das Omelett um und braten Sie es auch von der anderen Seite.

HÜTTENKÄSE MIT ERDBEEREN UND HONIG LIGHT

Zubereitungszeit: 5 Minuten

Kochzeit: Nicht notwendig

Portionen: 1

Zutaten:

100 g Hüttenkäse

150g Erdbeeren

1 Esslöffel heller Honig

Frische Minze (optional)

Vorbereitung

Früchte waschen und schneiden: Erdbeeren waschen und halbieren. Das Gericht zusammenstellen: Den Hüttenkäse in eine Schüssel geben, die geschnittenen Erdbeeren dazugeben und mit hellem Honig würzen. Dekorieren: Vervollständigen Sie das Gericht mit ein paar frischen Minzblättern.

Beratung:

Hüttenkäse: Für eine proteinreichere Variante können Sie den Hüttenkäse durch griechischen Joghurt oder Ricotta ersetzen.

REZEPTE FÜR VORSPEISEN UND SMOOTHIES

HÜHNCHEN-AVOCADO-SALAT

Zubereitungszeit: 15 Minuten

Portionen: 1

Zutaten:

100 g gegrillte Hähnchenbrust

und in Würfel schneiden

1/2 reife Avocado, in Würfel geschnitten

1/4 Gurke, in Scheiben geschnitten

1/4 rote Zwiebel, fein geschnitten

1 Kirschtomate, in Würfel geschnitten

2 Esslöffel Mais

1 Esslöffel Sonnenblumenkerne

2 Esslöffel Vinaigrette

(oder Zitrone, Öl und Salz

Vorbereitung

In einer Schüssel alle Zutaten vermischen.

Abgeschmeckt mit Vinaigrette oder einer Emulsion aus Zitrone, Öl und Salz.

Vorsichtig umrühren, um die Aromen zu vermischen.

Beratung:

Salat: Sie können den Salat individuell gestalten, indem Sie weitere Zutaten wie Rucola, Spinat, Walnüsse oder Feta-Käse hinzufügen.

GEMISCHTE GEMÜSESUPPE

Zubereitungszeit: 20 Minuten

Kochzeit: 20 Minuten

Portionen: 2

Zutaten:

1 Karotte

1 Kartoffel

1/2 Zwiebel

1 Stange Sellerie

1 Liter Gemüsebrühe

Extra natives Olivenöl

Salz und Pfeffer nach Geschmack

Frische aromatische Kräuter

(Petersilie, Basilikum)

Vorbereitung

Das Gemüse waschen und in Stücke schneiden. In einer Pfanne einen Schuss Öl erhitzen und die Zwiebel anbraten. Das andere Gemüse hinzufügen und einige Minuten kochen lassen. Mit der Gemüsebrühe aufgießen, salzen, pfeffern und kochen, bis das Gemüse weich ist. Alles mit einem Stabmixer mixen, bis eine glatte Creme entsteht. Die Suppe heiß servieren und mit einem Schuss Öl und ein paar Blättern aromatischer Kräuter garnieren.

Tipps: Suppe: Für eine cremigere Suppe können Sie einen Löffel griechischen Joghurt oder Ricotta hinzufügen. Sie können das Gemüse auch je nach Saison variieren.

BANANEN-SMOOTHIE

Schwierigkeit: Sehr einfach

Zubereitung: 10 Min

Für: 4 Personen

Kosten: sehr niedrig

Zutaten

Bananen 300 g

Eis 60 g

Zimtstangen 2 g

Vollmilch 150 g

Vorbereitung

Um den Bananenmilchshake zuzubereiten, schälen Sie die Bananen, schneiden Sie sie in kleine Stücke und geben Sie die frisch geschnittenen Bananenstücke dann in den Mixer. Zimt, Eiswürfel und kalte Milch hinzufügen. Betreiben Sie den Mixer, bis Sie eine dicke und cremige Mischung erhalten. Die Mischung in Gläser füllen und mit Zimtstangen garnieren. Den Bananen-Smoothie sofort servieren und kalt genießen!

GURKEN-SMOOTHIE MIT LIMETTE UND KURKUMA JOGURT

Zeit 10 Min

Zutaten

2 Personen

300 g fettarmer Joghurt

260 g griechischer Joghurt

200 g geschälte Gurke

30 g frischer Ingwer

1 Limette

Kurkuma

Gurkenscheiben

Salz

Vorbereitung

Für das Gurken-, Limetten- und Kurkuma-Smoothie-Rezept vermischen Sie den fettarmen Joghurt, 200 g griechischen Joghurt, die geschälte Gurke, den geschnittenen Ingwer, 1 Teelöffel Kurkuma, den Saft und die abgeriebene Limettenschale. Den restlichen Joghurt auf zwei hohe Gläser verteilen und mit dem Smoothie auffüllen. Mit Gurkenscheiben belegen.

ORANGEN, SCHWERTFISCHE UND SPINAT MIT SENF

Zeit 25 Min

Zutaten

für 4 Personen

300 g in Scheiben geschnittener

geräucherter Schwertfisch

3 Orangen

frischer Spinat

Minze

Senf

Essig

rosa Pfeffer

extra natives Olivenöl

Vorbereitung

Für das Rezept aus Orangen, Schwertfisch und Spinat mit Senf schälen Sie die Orangen (entfernen Sie die Schale entlang der Kontur der Frucht mit einem kleinen Messer, um die weiße Schale zu entfernen). Anschließend in etwa 5 mm dicke Scheiben schneiden. Zusammen mit den geräucherten Schwertfischscheiben, Spinatblättern und einigen Minzblättern auf einem Tablett anrichten. Mischen Sie 1 Teelöffel Senf mit 4 Esslöffeln Öl und 1 Esslöffel Essig. Den Salat mit dieser Mischung würzen und mit rosa Pfefferkörnern abschließen.

SALAT AUS PUNTARELLE UND GEBRATENE SARDELLEN

Zeit 40 Min

Zutaten

für 4 Personen

300 g Chicorée

18 frische Sardellen

nochmals gemahlener Hartweizengrieß

Zitrone

Erdnussöl

extra natives Olivenöl

Salz

Pfeffer

Vorbereitung

Für das Rezept für den Salat mit Chicorée und frittierten Sardellen bereiten Sie den Chicorée vor. Puntarelle liegt im Herzen der katalanischen Hauptstadt. Um sie zu reinigen, entfernen Sie die äußeren Blätter (die Sie in Suppen oder Omelettes verwenden können). Entfernen Sie die Rippen vom Kopf, entfernen Sie die Basis, schneiden Sie sie in dünne Streifen und legen Sie sie dann für 1520 Minuten in Wasser und Eis. Sardellen putzen: Kopf entfernen, wie ein Buch aufschlagen, entkernen, entkernen, abspülen und mit Küchenpapier trocknen. Anschließend im Grieß bemehlen und in einer Pfanne mit heißem Erdnussöl kurz anbraten. Auf Küchenpapier abtropfen lassen und salzen. Den Chicorée abtropfen lassen, trocknen und mit dem Saft einer halben Zitrone, 45 Esslöffeln nativem Olivenöl extra, Salz und Pfeffer würzen. Servieren Genießen Sie Ihr Essen.

KAROTTEN-HUMMUS MIT JOGHURT UND WÜRZIGES ÖL

Zeit 1h

Zutaten

Portionen für 6 Personen

500 g Karotten

200 g Kirschtomaten

120 g gekochte Cannellini-Bohnen

80 g griechischer Joghurt

1 frische Chilischote

1 Zitrone, Knoblauch

süßer Paprika

extra natives Olivenöl

Salz und Pfeffer

Vorbereitung

Die Karotten schälen, in Scheiben schneiden und in kochendem Salzwasser 40 Minuten kochen; Lassen Sie sie abtropfen und stellen Sie das Kochwasser beiseite. Die Kirschtomaten der Länge nach halbieren, auf einen Grill legen und 15 Minuten bei 180 °C backen; Aus dem Ofen nehmen und mit einem Schuss Öl, einer Prise Salz und frisch gemahlenem Pfeffer würzen. Die Cannellini-Bohnen mit dem Saft einer halben Zitrone, den Karotten und einer Kelle ihrer Kochflüssigkeit vermischen. Mit einem Stabmixer 60 g Öl mit der entkernten und in Scheiben geschnittenen Chilischote, 1/4 einer Knoblauchzehe und 1 Teelöffel süßem Paprika vermischen. Den Karotten-Hummus auf Tellern verteilen, mit Joghurt und einem Tropfen Chili-Öl beträufeln und mit Kirschtomaten und nach Belieben mit Croutons, Grissini oder knusprigen Gemüsesticks servieren.

BUTTER MIT SAUCE

RÜBENCHIPS

Zeit 25 Min

Zutaten

für 8 Personen

250 g bereits gekochte Rüben

250 g weiche gesalzene Butter

25 g entsalzte Kapern

8 eingelegte Gurken

Rote-Bete-Chips und

Karotte (im Verkauf fertig zubereitet)

Essig, Senf, Schnittlauch

Kerbel, Minibaguette

Weißbrot

extra natives Olivenöl

Zucker, Salz, Pfeffer

Vorbereitung

Für das Rezept mit Butter mit Soße und Rote-Bete-Chips die Rote Bete in Scheiben schneiden, bereits gekocht und mit 15 g Essig, 20 g Öl, einer Prise Salz und einer Prise Zucker, Pfeffer, einer Scheibe Brot fein vermengt Schale, 3 Gurken, 15 g Kapern und 1 Teelöffel Senf. Teilen Sie die weiche Butter in kleine Stücke, sammeln Sie sie in einer Schüssel und verarbeiten Sie sie mit einem Löffel, bis eine weiche und cremige Konsistenz entsteht. Auf einem Schneidebrett verteilen, mit einem Spatel in sanften Bewegungen verteilen und mit der Rote-Bete-Sauce, 45 der Länge nach halbierten Gewürzgurken, 1 Esslöffel Kapern, Karotten- und Rote-Bete-Chips, in Spalten geschnittenem Schnittlauch und etwas Kerbel garnieren Blätter. Mit Mini-Baguettes servieren.

FRUCHT-SMOOTHIE

Zubereitung: 10 Min

Für: 2 Personen

Niedrige Kosten

Zutaten

2 Pfirsiche

2 Bananen

200 g Erdbeeren

2 Kiwis

60 ml Vollmilch

Vorbereitung

Um den Fruchtsmoothie zuzubereiten, schälen Sie zunächst die Kiwi, schneiden Sie sie dann in Würfel und entfernen Sie den weißen Teil in der Mitte. Die Pfirsiche waschen, schälen und in Würfel schneiden. Die Erdbeeren waschen, den grünen Stiel entfernen und halbieren, zum Schluss die Bananen schälen und in Scheiben schneiden. Geben Sie alle Früchte in das Glas eines Mixers und fügen Sie die Milch hinzu. Mischen, bis eine glatte und homogene Mischung entsteht. Jetzt servieren!

HÜHNERFLEISCHBÄLLCHEN MIT KURKUMA

Zeit 40 Min

Zutaten

für 4 Personen

300 g sauber

Hühnerbrust

1 Zitrone, 1 Ei

1 Eiweiß

Kurkumapulver

Panko-Brot

frische Sahne

Erdnussöl

Salz und Pfeffer

Vorbereitung

Für das Kurkuma-Hühnerfleischbällchen-
Rezept schneiden Sie das Hähnchen in kleine
Stücke und vermischen es mit einer Prise
Salz, 1 Ei, 3 Esslöffel Sahne, 1 Esslöffel
Kurkumapulver, 1 Esslöffel Zitronensaft
und der Schale von 1/2 2 Zitrone . Den Erlös
zu ca. 30 olivengroßen Fleischbällchen
formen. Tauchen Sie sie in das geschlagene
Eiweiß, dann in das Panko und braten Sie sie
nacheinander jeweils 2 Minuten lang in sehr
heißem Öl (180 °C). Auf Küchenpapier
abtropfen lassen und servieren.

GARNELEN MIT HONIG UND AUS GEBÜRSTETEN GEWÜRZEN BROT

Zeit 30 Min

+ 40 Min. Marinade

Zutaten

für 4 Personen

250 g gereinigte Garnelenschwänze

50 g 3 Scheiben Lebkuchen

1 mittelgroße Schalotte

1 Limette, frischer Ingwer

frische Chilischote

weiße Sesamkörner

trockener Weißwein

Honig

extra natives Olivenöl

gemischter Salat, Salz

Vorbereitung

Bereiten Sie die Marinade vor: Reiben Sie 50 g frischen Ingwer in eine ziemlich große Schüssel. 2 Esslöffel Honig, 10 g Sesamkörner, die in dünne Scheiben geschnittene Schalotte, 1 gehackte und entkernte Chilischote, eine Prise Salz, den Saft einer halben Limette und 30 g trockenen Weißwein hinzufügen. Mischen Sie die Garnelenschwänze gut mit der Marinade, um ein gleichmäßiges Aroma zu erzielen. Die Schüssel mit Frischhaltefolie abdecken und 40 Minuten bei Zimmertemperatur ruhen lassen. Den Lebkuchen pürieren oder zerkrümeln (wenn Sie weniger süße Geschmacksrichtungen bevorzugen, können Sie ein anderes Brot verwenden;

Eine hervorragende Alternative ist Roggenbrot, das dem würzig-süß-sauren Geschmack der Marinade entgegenwirkt. Die Brösel in einer heißen, trockenen Pfanne bei mittlerer Hitze oder im Ofen auf einem mit Backpapier belegten Backblech bei 150 °C 15 Minuten rösten. Sobald es kalt ist, wird es knusprig. Zum Schluss die Garnelen in derselben heißen Pfanne mit der gesamten Marinade 23 Minuten anbraten. Heiß oder warm servieren, mit knusprigen Lebkuchenbröseln bestreut und mit einem gemischten Salat mit etwas Öl und Salz garnieren.

FENCHELCREME MIT INGWER UND GEBRATENE ARTISCHOCKEN

Zeit 40 Min

Zutaten

für 4 Personen

500 g geschälter Fenchel

500 g Gemüsebrühe

10 g frischer Ingwer

3 Scheiben selbstgebackenes Brot

2 Artischocken

1 große Kartoffel

1 Lorbeerblatt, gemischte Samen

Reismehl

extra natives Olivenöl

Samenöl, Salz

Vorbereitung

Für das Rezept für Fenchelsuppe mit Ingwer und gebratenen Artischocken die Kartoffel schälen und in Stücke schneiden. Den Fenchel in dünne Spalten schneiden. Den Ingwer schälen, reiben und das Mark auspressen, um den Saft zu gewinnen. Etwas Öl in einer Pfanne erhitzen, mit Lorbeerblättern würzen und die Kartoffeln und den Fenchel 1 Minute lang anbraten; Gemüsebrühe und Ingwersaft hinzufügen, salzen und weitere 20 Minuten kochen lassen. Zum Schluss das Lorbeerblatt entfernen und alles pürieren. Artischocken putzen und die Herzen in dünne Streifen schneiden;

Bemehlen Sie sie und braten Sie sie in reichlich heißem Samenöl etwa 4 Minuten lang an, dann lassen Sie sie auf Küchenpapier abtropfen. Die Brotscheiben in Würfel schneiden, die Kruste entfernen, mit etwas Öl einfetten und im Ofen bei 170 °C etwa 4 Minuten bräunen. Die Fenchelcreme auf den Tellern verteilen und mit den gemischten Samen, den knackigen Artischocken und den gebräunten Brotwürfeln garnieren. Mit frisch gemahlenem Pfeffer abschmecken und servieren.

AZUKI-BOHNEN-HUMMUS

Zubereitung: 5 Min

Dosierung für: 4 Personen

Zutaten

250 g gekochte Adzukibohnen

1 Esslöffel Tahini

1 Esslöffel Apfelessig

½ Teelöffel Oregano

1 Prise Knoblauch

1 Prise Salz

Vorbereitung

Geben Sie die Adzukibohnen, Tahini, Apfelessig, Oregano, Knoblauch und Salz in die Küchenmaschine und beginnen Sie mit dem Mixen. Wenn die Mischung zu trocken ist, fügen Sie ein halbes Glas Wasser hinzu. Alles verrühren, bis eine perfekt glatte Creme entsteht. Unser Azukibohnen-Hummus ist bereit, zusammen mit einer Scheibe Brot, einem Polenta-Crouton oder Ihrem bevorzugten rohen Gemüse wie Karotten, Sellerie und Fenchel genossen zu werden.

KAROTTEN-LIMETTE-SMOOTHIE

Dosierung für: 4 Personen

5 Minuten Vorbereitungszeit

Zutaten

Karotten 4

Dateien 1

Minze 3 Blätter

Brauner Zucker 1 Handvoll

Vorbereitung

Schneiden Sie die Karotten in eher kleine Stücke und geben Sie sie in einen Mixer. Fügen Sie die ganze Limette ohne Schale und die Minzblätter hinzu, dann eine Handvoll braunen Zucker, Karotten- und Limetten-Smoothie. Schalten Sie den Mixer ein und mixen Sie, bis Sie einen hellen Orangensaft erhalten.

SUPER ENERGIE-SMOOTHIE

Dosierung für: 4 Personen

5 Minuten Vorbereitungszeit

Zutaten

Petersilie 1 Zweig

Golden Delicious Äpfel 1

Karotten 3

Kohl 3 Blätter

Vorbereitung

Karotten: Schneiden Sie die Karotten in ziemlich kleine Stücke und geben Sie sie in einen ziemlich großen Behälter. Geben Sie die gehackten Kohlblätter und den in Stücke geschnittenen Apfel hinzu. Geben Sie dann alles in den Mixer, schalten Sie den Mixer ein und mixen Sie, bis Sie ein Ergebnis erhalten eine ziemlich dicke Mischung, die sofort auf dem Tisch serviert werden kann.

MELONEN PFIRSICH SMOOTHIE

Schwierigkeit: Einfach

Dosierung für: 4 Personen

5 Minuten Vorbereitungszeit

Zutaten

Melone 1 Scheibe

Gelbe Pfirsiche 1

Zitronen 2

Löffel Aprikosen 1

Karotten 3

Vorbereitung

Schneiden Sie die Karotten in eher kleine Stücke und geben Sie sie zusammen mit den Melonenstücken in eine Schüssel. Schneiden Sie die Aprikose und den Pfirsich in Stücke und geben Sie sie mit zwei Esslöffeln Zitronensaft in den Behälter. Mischen Sie die Melone und den Pfirsich und geben Sie alles hinein Einen Mixer geben und mixen, bis ein duftender und farbiger Saft entsteht, servieren.

SCHWARZKOHL-CHIPS MIT SESAM UND ZIEGENSAMEN

Zeit 15 Min

Zutaten

für 4 Personen

300 g Schwarzkohl

250 g Ziegenkäse

1 Bio-Zitrone

geröstete Sesamkörner

extra natives Olivenöl

rosa Pfeffer, Salz

Vorbereitung

Für die Grünkohlchips mit Sesam und Ziegenkäse die Grünkohlblätter schälen, trocken tupfen und trocknen. Würzen Sie sie mit einem Schuss Öl und Salz und stellen Sie sie im Frittiermodus für 1 Minute und 30 Sekunden in die Mikrowelle. Oder legen Sie sie zwischen zwei Blätter Mikrowellen-Backpapier und garen Sie sie 1 Minute lang bei 600 W und dann weitere 30 Sekunden lang bei maximaler Leistung und prüfen Sie, wann sie knusprig sind. Mit Sesam bestreuen. Den Ziegenkäse mit einem Schuss Öl und der abgeriebenen Zitronenschale vermischen. Servieren Sie die Chips mit Sesamkörnern, Ziegenkäsezweigen und etwas grob gemahlenem rosa Pfeffer bestreut. Seien Sie vorsichtig, jeder Mikrowellenherd hat eine andere Leistung. Die Garminuten müssen daher anhand der Leistung Ihres Gerätes berechnet werden.

REISKUCHEN MIT PILZEN ANBRATEN

Zeit 90 Min

Zutaten

für 8 Personen

300 Gramm Reis

300 g Kürbismark

150 g Taleggio-Käse

160 g gereinigte Steinpilze

100 g sauberer Pleurotus

Pilze

80 g gereinigte Pfifferlinge

60 g Parmesan

Butter, Knoblauch

Zitronenthymian

extra natives Olivenöl

Salz und Pfeffer

Vorbereitung

Für das Rezept für sautierte Reiskuchen mit Pilzen das Kürbismark in Stücken etwa 20 Minuten dämpfen. Mit der Sahne verrühren und zum Schluss Salz hinzufügen. Den Reis in einem fettfreien Topf rösten, mit kochendem Wasser übergießen und wie ein Risotto kochen. 5 Minuten nach Ende des Garvorgangs salzen, die Kürbiscreme dazugeben, fertig garen, vom Herd nehmen und den geriebenen Parmesan, ein Stück Butter und gemahlenen Pfeffer hinzufügen. Den noch heißen Reis auf einem Blatt Backpapier mindestens 1 cm dick ausrollen, gut glätten, 1416 Scheiben mit 10 cm Durchmesser (Cracker) ausstechen und vollständig abkühlen lassen;

Sie können sie auch am Vortag zubereiten. Die Kekse (nicht mehr als 3 auf einmal) mit einem Stück Butter und 4 Esslöffeln Öl in einer Pfanne anbraten, sodass sie auf beiden Seiten gut braun werden. Alle Pilze in kleine Stücke schneiden und in einer Pfanne mit Öl und 1 leicht zerdrückter Knoblauchzehe in der Schale bei starker Hitze 45 Minuten lang anbraten. Die Pilze sofort auf den Keksen verteilen, mit Taleggio-Stückchen (die Hitze der Pilze lässt sie schmelzen) und Zitronenthymian belegen und servieren.

BLUMENKOHLFLEISCHBÄLLCHEN

Zeit 9/5 Min

Zutaten

Portionen für 4 Personen

600 g gereinigter Blumenkohl

250 Gramm Kartoffeln

70 g Parmesan

3 Eier

Semmelbrösel

Erdnussöl

Thymian, Salz, Pfeffer

Vorbereitung

Für das Blumenkohl-Fleischbällchen-Rezept kochen Sie die Kartoffeln in der Schale, schälen Sie sie dann und

Noch heiß im Kartoffelstampfer zerstampfen. Die Blumenkohlröschen in kochendem Wasser 1520 Minuten kochen, damit sie leicht knackig bleiben. Auf Küchenpapier abkühlen lassen. Die Röschen mit den Blättern von 2 Thymianzweigen in einem Mixer zerkleinern und zum Kartoffelpüree geben. Fügen Sie außerdem 1 leicht geschlagenes Ei, den geriebenen Parmesan, Salz und Pfeffer hinzu. Alles vermischen, bis eine homogene Masse entsteht. Formen Sie Fleischbällchen, indem Sie die Mischung mit den Händen bearbeiten. Wenn sie zu weich ist, können Sie etwas alte Semmelbrösel hinzufügen. Tauchen Sie die beiden anderen verquirlten Eier in die Paniermehl und wenden Sie sie anschließend in die Semmelbrösel. In kochendem Öl goldbraun braten. Alternativ auf ein mit Backpapier belegtes Backblech legen und bei 175°C etwa 15 Minuten garen.

MEERESFRÜCHTEKUCHEN MIT ARTISCHOCKEN

Zeit 90 Min

Zutaten

für 4 Personen

460 g 2 Scheiben davon

Blätterteig ausrollen

500 g Muscheln

500 g Muscheln

12 rote Garnelen

6 Artischocken

1 Ei, Zitrone

Weißwein

extra natives Olivenöl

Petersilie, Knoblauch, Salz

Vorbereitung

Öffnen Sie die 2 Blätterteigscheiben. Legen Sie den ersten mit dem Papier auf das Backblech. Aus gerollten Backpapierblättern eine Schale formen und die zweite Mürbeteigplatte darauf legen. Befestigen Sie es entlang der Kanten an der ersten Scheibe und schneiden Sie eine zentrale Öffnung aus, um eine Art abgerundeten Vulkan zu schaffen. Aus den Resten Blätterteigbällchen formen und den Lochrand verzieren. Alles mit dem verquirlten Ei bestreichen und bei 180°C etwa 30 Minuten backen. Aus dem Ofen nehmen und vorsichtig das Backpapier von innen entfernen. Stellen Sie die Kuppel für 23 Minuten wieder in den Ofen, wenn die Innenseite noch etwas feucht ist. Gebacken. Die Artischocken putzen, in Stücke schneiden und nach und nach in Wasser und Zitrone einlegen. Lassen Sie sie abtropfen und kochen Sie sie in einer Pfanne

Mit etwas Öl, 1 Knoblauchzehe, einem Schuss Weißwein und Salz etwa 15–20 Minuten köcheln lassen, bei Bedarf etwas Wasser hinzufügen. Die Venusmuscheln und Muscheln separat in zwei Töpfen mit etwas Öl, Knoblauch und Petersilie öffnen: Mit dem Deckel abdecken und kochen, bis sich die Schalen öffnen. Ausschalten und schälen, dabei nur ein paar ganze Weichtiere zum Servieren übrig lassen. Garnelen schälen und von der Hülle befreien. In einer Pfanne mit etwas Öl zusammen mit den Köpfen 2 Minuten anbraten, um mehr Geschmack zu verleihen. Entfernen Sie die Köpfe und geben Sie die geschälten Muscheln, Muscheln und Artischocken in die Pfanne. Alles vermischen. Füllen Sie die Blätterteigschale mit dieser Füllung und schließen Sie den oberen Teil mit den Muscheln ab, die Sie in der Schale aufbewahrt haben.

REZEPTE
ERSTEN GÄNGE

KÜRBIS-ZWIEBEL-PÜREE

Zubereitungszeit: 15 Minuten

Kochzeit: 30 Minuten

Portionen: 4

Zutaten:

1 kg Kürbis

2 Zwiebeln

50g Butter

200 ml Milch

Salz, Pfeffer, Muskatnuss

nach Geschmack

Vorbereitung

Bereiten Sie das Gemüse vor: Den Kürbis schälen und in Würfel schneiden. Die Zwiebeln fein schneiden. Gemüse kochen: In einer Pfanne die Zwiebeln in der Butter anbraten. Fügen Sie den Kürbis hinzu und kochen Sie ihn etwa 20 Minuten lang oder bis er weich ist. Alles pürieren: Kürbis und Zwiebeln mit einem Stabmixer oder einem Mixer verrühren, bis eine glatte Creme entsteht. Fügen Sie die Milch hinzu: Gießen Sie die heiße Milch hinzu und mixen Sie erneut. Mit Salz, Pfeffer und Muskatnuss würzen. Servieren: Das Kartoffelpüree heiß servieren und mit einem Schuss Öl und einer Prise Parmesan (optional) garnieren.

QUINOA-RISOTTO MIT SPINAT

Zubereitungszeit: 10 Minuten

Kochzeit: 20 Minuten

Portionen: 4

Zutaten:

200g Quinoa

400 ml Gemüsebrühe

400 g frischer Spinat

1 Knoblauchzehe

Extra natives Olivenöl

Geriebener Parmesan nach Geschmack

Salz, Pfeffer nach Geschmack

Vorbereitung

Quinoa rösten: In einer Pfanne das Quinoa einige Minuten trocken rösten, bis es leicht golden wird und sein Aroma freisetzt. Quinoa kochen: Die heiße Gemüsebrühe hinzufügen und bei schwacher Hitze etwa 15 Minuten kochen lassen, oder bis das Quinoa gar ist und die Flüssigkeit aufgesogen ist. Spinat zubereiten: In der Zwischenzeit den Spinat waschen und schneiden. In einer Pfanne den Knoblauch in etwas Öl anbraten und den Spinat hinzufügen. Einige Minuten kochen lassen, bis es zusammengefallen ist. Alles vermischen: Den Spinat zum Quinoa-Risotto geben, gut vermischen und mit Salz und Pfeffer würzen. Servieren: Das Risotto heiß servieren und mit geriebenem Parmesan bestreuen.

CAVATELLI MIT KICHERERBSEN, RÜBENKOPF UND KARTOFFELN

Zubereitung: 15 Min

Kochzeit: 35 Min

Für: 4 Personen

Zutaten

500 g frische Cavatelli

300 g Rübengrün

200 g Kartoffeln

120 g gekochte Kichererbsen

1 Schalotte

1 Knoblauchzehe

1 Teelöffel gehackter Rosmarin

Kilo

Vorbereitung

Schneiden Sie zunächst das Rübengrün in kleine Stücke und waschen Sie es gut. Die Kartoffeln schälen und in Würfel schneiden, dann die Schalotte in Scheiben schneiden. In einer großen beschichteten Pfanne die Knoblauchzehe, den Rosmarin und eine Prise Chilischote in etwas Öl anbraten, dann die Schalotte und die Kartoffeln hinzufügen und einige Minuten kochen lassen. Kochen Sie das Gemüse. Die Rübenoberteile in die Pfanne geben, etwas salzen und bei geschlossenem Deckel 20 Minuten garen, oder bis das Gemüse weich ist. Die Kichererbsen zum Gemüse geben und weitere 5 Minuten kochen lassen. Cavatelli würzen. In der Zwischenzeit die Cavatelli in reichlich leicht gesalzenem kochendem Wasser kochen, al dente abgießen und eine Tasse Kochwasser auffangen. Die Nudeln zusammen mit dem Gemüse anbraten und mit etwas Nudelkochwasser gut vermischen.

PAPPARDELLE MIT RADICCHIO-SAUCE, FIG

Zubereitung: 10 Min

Kochen: 20 Min

Für: 4 Personen

Zutaten

350 g Pappardelle

1 großer Radicchiokopf

67 große, reife Feigen

10 Salbeiblätter

3 Lorbeerblätter

Vorbereitung

Den Salbei separat sehr fein hacken, den Radicchio in Streifen schneiden, die Feigen schälen und in Würfel schneiden. In einer großen Pfanne a erhitzen

Einen Spritzer natives Olivenöl extra zusammen mit den gehackten Salbei- und Lorbeerblättern hinzufügen und 12 Minuten bei schwacher Hitze anbraten. 5 Minuten bei mittlerer bis hoher Hitze goldbraun braten. Nun den Radicchio und die Feigen dazugeben und weitere 5 Minuten kochen lassen, dabei mit Salz abschmecken. Die Nudeln weglassen. Kochen Sie die Pappardelle in reichlich Salzwasser, lassen Sie sie al dente abtropfen und braten Sie sie 12 Minuten lang in der Pfanne an, damit sie an Geschmack gewinnen. Geben Sie bei Bedarf einen Tropfen Nudelkochwasser hinzu. Schalten Sie den Herd aus und servieren Sie die Nudeln sofort, solange sie noch heiß sind.

GANZES FUSILLI MIT EDAMAME PESTO E SONNENBLUMENKERNEN

Zubereitung: 10 Min

Kochen: 20 Min

Für: 4 Personen

Zutaten

360 g Vollkorn-Fusilli

200 g Edamame

40 g Sonnenblumenkerne

70 g Rucola

1 Esslöffel Basilikumpesto

2 Esslöffel Zitronensaft

60 g schwarze Oliven, Salz und Pfeffer

Extra natives Olivenöl

Vorbereitung

Beginnen Sie damit, die Edamame etwa zehn Minuten lang in leicht gesalzenem kochendem Wasser zu blanchieren, bis sie weich sind. Lassen Sie sie abtropfen und halten Sie sie unter kaltes Wasser, damit sie nicht kochen. Kochen Sie die Nudeln. Kochen Sie die Vollkorn-Fusilli in reichlich leicht gesalzenem Wasser und lassen Sie sie al dente abtropfen, wobei Sie eine Tasse Kochwasser aufheben. Pesto zubereiten: In einer Küchenmaschine den Rucola mit einem Spritzer Öl und ein paar Esslöffeln Nudelkochwasser mixen, bis eine perfekt glatte Masse entsteht, dann Edamame, Sonnenblumenkerne, Basilikumpesto, Zitronensaft und einen guten Spritzer hinzufügen Etwas Öl hinzufügen, mit Salz und Pfeffer würzen und alles pürieren, bis ein Pesto entsteht, das nicht ganz glatt, sondern eher weich ist, ggf. mit etwas Nudelkochwasser verdünnen. Die Fusilli mit dem Edamame- und Sonnenblumenkernpesto würzen,

PENNE ZUCCHINI
SPECK UND KÄSE

Leichter Schwierigkeitsgrad

Durchschnittliche Kosten

Zubereitungszeit 10 Minuten

Kochzeit 10 Minuten

2 Portionen

Zutaten

200 g Penne

5 Zucchini

1 Knoblauchzehe

Probieren Sie den Pfeffer

Probieren Sie das Salz

um das Öl zu schmecken

extra natives Olivenöl

100 g streichfähiger Käse

50 g Mandeln

100 g geriebener Käse

Speck 150 g

Vorbereitung

Penne mit Zucchini, Speck und Käse. Um dieses Rezept zuzubereiten, beginnen wir mit den Zucchini, waschen sie sorgfältig, schneiden sie dann in zwei Hälften und kochen sie einige Minuten lang. In der Zwischenzeit einen Schuss Öl und eine Knoblauchzehe in eine Pfanne geben. Anbraten, dann den Speck herausnehmen und hinzufügen, einige Minuten kochen lassen und den Wein hinzufügen. In der Zwischenzeit die anderen Zucchini in Scheiben schneiden, zum Speck geben, mit Salz und Pfeffer würzen und bei starker Hitze garen.

Wir nehmen die gekochten Zucchini, geben sie in die Schüssel, fügen Salz, Pfeffer, Streichkäse, natives Olivenöl extra und Mandeln hinzu und vermischen alles, um eine glatte und homogene Creme zu erhalten, die wir beiseite stellen. Lass uns die Nudeln kochen. Nach dem Garen abtropfen lassen, mit dem Zucchinistück anbraten, die Sahne und den geriebenen Käse dazugeben und mazerieren lassen. Wir servieren, und hier sind meine Super-Penne mit Zucchini, Speck und Käse zum Genießen.

PENNE MIT PRIMBLEM UND TOMATEN

Leichter Schwierigkeitsgrad

Durchschnittliche Kosten

Zubereitungszeit 10 Minuten

Kochzeit 15 Minuten

2 Portionen

Zutaten

200 g Penne

300 g Garnelen

Probieren Sie das Salz

Probieren Sie den Pfeffer

Probieren Sie das native Olivenöl extra

300 g Kirschtomaten

1/2 Glas Weißwein

2 Esslöffel Frischkäse

Basilikumblätter

Vorbereitung

Penne mit Garnelen und Kirschtomaten, für
dieses Rezept waschen wir zunächst die
Kirschtomaten, reinigen die Garnelen
sorgfältig und entfernen den Panzer und die
Darmhülle, die wir sowohl am Bauch als
auch am Rücken finden. Nehmen Sie eine
Pfanne, geben Sie einen Schuss Öl und die
gehackte Knoblauchzehe hinzu, lassen Sie es
bräunen, geben Sie dann die Garnelen hinzu,
braten Sie sie an und fügen Sie den Wein
hinzu. Nehmen Sie in der Zwischenzeit die
Tomaten,

In Würfel schneiden und, sobald der Wein
verdunstet ist, mit den Basilikumblättern
zum Fisch geben. Mit Salz und Pfeffer
würzen und ca. 10 Minuten kochen lassen,
dann den Streichkäse dazugeben und
schmelzen lassen. Wir kochen die Nudeln in
reichlich Salzwasser, servieren sie auf einer
Servierplatte und schon sind meine Penne
mit Garnelen und Tomaten bereit zum
Genießen.

TAGLIATELLE MIT ZUCCHINE SPECK RICOTTA

Leichter Schwierigkeitsgrad

Durchschnittliche Kosten

Zubereitungszeit 10 Minuten

Kochzeit 15 Minuten

4 Portionen

Zutaten

500 g Tagliatelle-Nudeln

4 sehr frische Zucchini

150 g gewürfelter Speck

1 Knoblauchzehe

1/2 Glas Weißwein

Probieren Sie das native Olivenöl extra

150 g Ricotta

nach Geschmack Salz nach Geschmack. Pfeffer

Für den Teig

1 Ei, nach Geschmack 00 Mehl

Probieren Sie das kalte Wasser

nach Geschmack Salz nach Geschmack. Pfeffer

Vorbereitung

Tagliatelle mit Zucchini und Speck-Ricotta, für diesen ersten Gang beginnen wir mit den Zucchini, waschen sie sorgfältig, schneiden zwei in Würfel, zwei in Scheiben und bereiten den Teig vor. Wir bereiten den Teig nach Augenmaß zu, geben das Ei in eine Schüssel, fügen Salz und Pfeffer hinzu und verrühren es mit einem Schneebesen. Etwa 3 Esslöffel Mehl hinzufügen, vermischen und mit kaltem Wasser verdünnen. An diesem Punkt tauchen wir die Zucchinischeiben ein, und wenn wir heißes Öl haben, braten wir sie. Wenn sie goldbraun sind, legen Sie sie auf Backpapier und geben Sie etwas Salz hinzu. Einen Schuss Öl mit einer Knoblauchzehe in eine Pfanne geben, bräunen lassen, dann herausnehmen und den Speck dazugeben, anbraten, den Wein dazugeben und, wenn er verdampft ist, die Zucchini dazugeben, bei starker Hitze anbraten, mit würzen Salz und Pfeffer. In der Zwischenzeit den Ricotta mit einem Schuss Öl, Salz, Pfeffer und etwas Wasser (falls besser gekocht) vermischen und beiseite stellen. Salzwasser zum Kochen bringen, Nudeln dazugeben und aufkochen. Wir nehmen unsere Tagliatelle, braten sie mit den Zucchini an, fügen die Ricottacreme hinzu und servieren sie mit den gebratenen Zucchini.

BRAUNER REIS MIT ZITRONE WALNÜSSE UND PETERSILIE

Zubereitung: 10 Min

Kochen: 15 Min

Für: 4 Personen

Zutaten

320 g brauner Reis

1 Zitrone

90 g Walnüsse

3 Esslöffel Petersilie

frisches Hackfleisch

1 Prise Pfeffer

1 Prise Safran

Vorbereitung

Kochen Sie den Reis in reichlich Salzwasser 15 Minuten lang oder bis er gar ist. In der Zwischenzeit die Walnüsse in einer Pfanne oder im Ofen bei 180°C 10 Minuten goldbraun rösten, mit einem Messer grob hacken und dann die Petersilie hinzufügen. Den Reis würzen. Den Reis abtropfen lassen und mit etwas Öl, Safran, Chilischote, Walnüssen, Petersilie sowie Zitronensaft und -schale würzen. Alle Zutaten gut vermischen und heiß oder kalt servieren.

GANZE SPAGHETTI MIT AUBERGINENSOSSE

Zubereitung: 10 Min

Kochen: 30 Min

Für: 4 Personen

Zutaten

350 g Vollkornspaghetti

400 g Auberginen

600 g Tomatenmark

1 Esslöffel Oregano

78 frische Basilikumblätter

1 Knoblauchzehe

1 Prise Pfeffer

Vorbereitung

Erhitzen Sie zunächst einen Schuss Öl in einer großen beschichteten Pfanne mit Knoblauch, Oregano und Chili.

Pfeffer. Wenn das Öl heiß ist, fügen Sie die zuvor gewaschenen und in Würfel geschnittenen Auberginen hinzu und braten Sie sie zusammen mit einer Prise Salz bei mittlerer bis hoher Hitze etwa zehn Minuten lang an. Wir vervollständigen die Soße. Wenn sie goldbraun und leicht weich sind, das Tomatenmark und einen Tropfen Wasser hinzufügen, mit Salz würzen und bei geschlossenem Deckel etwa zwanzig Minuten garen. Nudeln würzen. In der Zwischenzeit die Spaghetti kochen und bissfest abgießen, dabei ein Glas Nudelkochwasser aufheben. In der Auberginensoße einige Minuten anbraten, bei Bedarf etwas Kochwasser hinzufügen, falls die Soße zu sehr austrocknet. Zum Schluss das gehackte Basilikum dazugeben und sofort servieren, nach Belieben mit einer Prise geriebenem Käse bestreuen.

KARTOFFELGNOCCHI MIT PFEFFERCREME

Leichter Schwierigkeitsgrad

Wirtschaftliche Kosten

Zubereitungszeit 10 Minuten

Kochzeit 5 Minuten

2 Portionen

Zutaten

500 g frische Gnocchi

1 rote Paprika

1 gelbe Paprika

100 g Ricotta

150 g gewürfelter süßer Speck

Probieren Sie das Salz

Probieren Sie den Pfeffer

1/2 Glas Weißwein

100 g geriebener Käse

Vorbereitung

Wir nehmen die Paprika, waschen sie sorgfältig, putzen sie und schneiden sie grob. Wir nehmen eine Pfanne, geben einen Schuss Öl und eine Knoblauchzehe hinein und lassen alles ein paar Minuten kochen. Sobald wir fertig sind, können wir sie in das Mixerglas geben, Salz, Pfeffer, natives Olivenöl extra, Ricotta und Käse hinzufügen und alles gut vermischen. Wir erhalten eine sehr weiche Creme, die wir abdecken und beiseite stellen. In derselben Pfanne,

Geben Sie einen Schuss Öl und eine
Knoblauchzehe hinzu, nehmen Sie den Speck
heraus, sobald er gebräunt ist, fügen Sie den
Speck hinzu, bräunen Sie ihn an, fügen Sie
dann den Wein hinzu, und wenn er knusprig
ist, nehmen Sie ihn vom Herd und legen Sie
einen Teil auf saugfähiges Papier. Kochen
Sie die Gnocchi, 2 Minuten reichen aus,
lassen Sie sie abtropfen und braten Sie sie im
Speck an, fügen Sie die Pfeffercreme hinzu
und lassen Sie sie ziehen, hier sind unsere
Gnocchi, bereit zum Servieren.

WINTER-MINESTRONE
MIT PASSATELLI-KUGELN

Zeit 50 Minuten

Zutaten

Portionen für 6 Personen

400 g Kartoffeln

250 g Rosenkohl

200 g Karotten

120 g geriebener Parmesan

120 g Semmelbrösel

60 g Grünkohl

60 g farbige Rüben

3 Eier, 1 Lauch, Zitrone, Muskatnuss

extra natives Olivenöl

Gemüsebrühe, Salz

Vorbereitung

Die Eier mit geriebenem Parmesan, Semmelbröseln, einer Prise Muskatnuss, Salz und abgeriebener Zitronenschale verrühren. Den Teig zu einem Laib formen und in Frischhaltefolie eingewickelt eine Stunde ruhen lassen, dann zu Kugeln formen. Den Lauch putzen und in Scheiben schneiden; Die Karotten schälen und in kleine Stücke schneiden, die Sprossen putzen und halbieren, die Kartoffeln schälen und in Würfel schneiden; gesäubert und gehackt, der Kohl und der Mangold. Alles Gemüse waschen. Den Lauch in einem Topf mit ein paar Esslöffeln Öl 2 Minuten anbraten, dann die Karotten und Sprossen hinzufügen und nach 1 Minute die Kartoffeln und 1,5 Liter Brühe hinzufügen. 2025 Minuten kochen lassen, dann Brunnenkresse, Kohl und Mangold hinzufügen und weitere 10 Minuten kochen lassen. Zum Schluss die Kugeln dazugeben, 2 Minuten kochen lassen und servieren.

ARTISCHOCKE PARMIGIANA

Zeit 1h 10 Min

Zutaten

8 Personen

500 g Tomatenpüree

50 g geriebener Parmesan

8 Artischocken

2 Eier, Zitrone

1 goldene Zwiebel

Mehl, Basilikum

extra natives Olivenöl

Erdnussöl, Salz

Vorbereitung

Für das Artischocken-Parmigiana-Rezept die Artischocken putzen und in etwa 3 mm dicke Scheiben schneiden; Tauchen Sie nach und nach in eine Schüssel mit Wasser, das mit dem Saft einer halben Zitrone angesäuert ist. Die Zwiebel hacken und in einer Pfanne mit etwas nativem Olivenöl extra anbraten; Das Tomatenpüree hinzufügen und 1015 Minuten kochen lassen; Mit ein paar Basilikumblättern und einer Prise Salz abschmecken. der geriebene Parmesan. Die Artischocken abtropfen lassen, trocknen, bemehlen und in die geschlagenen Eier tauchen. In sehr heißem Erdnussöl (170 °C) 34 Minuten braten; Trocknen Sie die Artischocken auf Küchenpapier und geben Sie etwas Salz hinzu. Die Zutaten schichtweise in einer Lasagnepfanne anrichten: zuerst die Tomatensauce, dann die Artischocken und 1 Esslöffel geriebenen Parmesan. Wiederholen Sie den Vorgang, bis die Zutaten aufgebraucht sind. 2025 Minuten bei 180 °C backen.

KALTE PASTA MIT OLIVEN, GEGRILLTE AUBERGINEN UND MANDELPESTO

Zubereitung: 15 Min

Kochen: 15 Min

Für: 4 Personen

Zutaten

320 g kurze Nudeln

1 Aubergine

90 g Oliven

40 g Mandeln

30 g frisches Basilikum

Extra natives Olivenöl

Oregano, ½ Knoblauchzehe

Vorbereitung

Kochen Sie die Nudeln in reichlich Salzwasser für die auf der Packung

angegebene Zeit, lassen Sie sie abtropfen und halten Sie sie unter kaltes Wasser, um sie abzukühlen und das Kochen zu beenden. Die Auberginen waschen und in Scheiben schneiden, dann das native Olivenöl extra mit dem Salz und Oregano in einer Schüssel vermischen. Die Auberginen mit den Gewürzen bestreichen und auf dem Grill auf jeder Seite einige Minuten grillen, dann beiseite stellen; Sobald sie kalt sind, schneiden Sie sie in Filets. Bereiten wir das Mandelpesto vor. Schneiden Sie die Oliven in Scheiben und rösten Sie die Mandeln anschließend einige Minuten in einer beschichteten Pfanne, bis sie leicht goldbraun sind. Nun die Mandeln mit dem Basilikum, einem Schuss Öl und dem Knoblauch vermischen, bis ein vollkommen glattes Pesto entsteht. Würzen Sie die Nudeln mit dem Mandelpesto, den geschnittenen Oliven und den Auberginen und dekorieren Sie jedes Gericht nach Belieben mit einigen gehackten Mandeln.

ORECCHIETTE MIT BOHNENCREME UND SAUTIERTER CHICOREE

Zubereitung: 20 Min

Kochen: 20 Min

Für: 4 Personen

Zutaten

320 g Orecchiette

400 g frisch geschälte Saubohnen

400 g Chicorée

1 Knoblauchzehe

1 Prise Pfeffer, ½ Zitrone

Vorbereitung

Zuerst den Chicorée gut putzen, in grobe Stücke schneiden und 5 Minuten in leicht gesalzenem kochendem Wasser blanchieren. Nach dem Garen abgießen

Radicchio anbraten und in einer Pfanne mit einer Knoblauchzehe und einer Prise Chili einige Minuten anbraten, um ihm etwas mehr Würze zu verleihen. Bereiten wir die Saubohnencreme vor. Kochen Sie die geschälten Saubohnen 5 Minuten lang, lassen Sie sie abtropfen und geben Sie sie in das hohe Glas des Stabmixers. Mit Salz, Pfeffer, etwas Öl und dem Saft einer halben Zitrone würzen und mit dem Stabmixer mixen, dabei gerade so viel Wasser hinzufügen, dass eine glatte und weiche Creme entsteht. Orecchiette würzen. Kochen Sie die Orecchiette in kochendem, leicht gesalzenem Wasser, lassen Sie sie al dente abtropfen, stellen Sie ein Glas Kochwasser beiseite und schwenken Sie sie in die Saubohnen- und Zichoriencreme. Fügen Sie einen Tropfen Kochwasser hinzu, falls die Soße zu trocken wird. Die Orecchiette auf Tellern anrichten, jede Portion mit einem Schuss rohem Öl garnieren und kochend heiß servieren.

ZITRONEN-TAGLIOLINI MIT BASILIKUM UND SAFFRAN

Zubereitung: 5 Min

Kochzeit: 7 Min

Für 4 Personen

Zutaten

500 g frische Tagliolini

350 ml Reiscreme

2 Zitronen

1,5 Päckchen Safran

1 Bund Basilikum

Vorbereitung

Bereiten Sie die Sauce vor, kochen Sie reichlich Salzwasser, geben Sie die Tagliolini hinzu und kochen Sie sie al dente. In der Zwischenzeit in einer großen Pfanne die Reiscreme mit dem Safran und einer Prise Salz erhitzen, dann das Basilikum waschen, trocknen und in Streifen schneiden. Waschen und reiben Sie außerdem die Schale beider Zitronen ab und extrahieren Sie den Saft nur von einer der beiden. Nudelsoße Die Nudeln abgießen und ein Glas Kochwasser auffangen. Tauchen Sie die Tagliatelle in die Safrancreme und fügen Sie Zitronenschale und -saft, Basilikum und etwas Kochwasser hinzu, bis eine glatte Sauce entsteht. Sofort kochend heiß servieren.

CANNELLINI-BOHNENSUPPE

Zubereitung: 10 Min

Kochen: 25 Min

Für: 4 Personen

Zutaten

500 g Cannellini-Bohnen

bereits gekochte Bohnen

2 Karotten, 1 Zwiebel

3 Lorbeerblätter

1 Zweig Rosmarin

200g ungesüßte Sojamilch

1 Prise Pfeffer

1 Knoblauchzehe

Gemüsebrühe

Vorbereitung

Die Zwiebel fein hacken, dann die Karotten waschen, mit einem Kartoffelschäler schälen und in eher kleine Würfel schneiden. In einer beschichteten Pfanne die ganze Knoblauchzehe mit etwas Öl anbraten, Lorbeerblatt und Rosmarin dazugeben, nach etwa einer Minute auch die Zwiebel und die Karotten, dann mit einer Prise Salz würzen und 10 Minuten braten, bis das Gemüse weich ist. Wir vervollständigen die Suppe, fügen auch die Bohnen hinzu und lassen sie 2 Minuten lang würzen, dann fügen wir die Sojamilch und heißes Wasser oder Brühe hinzu, bis alles bedeckt ist. 10 Minuten kochen lassen, dann mit einer Prise Chili würzen und heiß oder warm servieren.

REIS-LINSEN-SUPPE

Zubereitung: 10 Min

Kochzeit: 45 Min

Für: 4 Personen

Zutaten

200 g brauner Reis

240 g sautiertes Gemüse

(Sellerie, Karotten, Zwiebeln)

130 g Linsen

3 Lorbeerblätter

ein paar Salbeiblätter

2 Zweige Rosmarin

2 Esslöffel Sojasauce

(bei Bedarf glutenfrei)

1 Stück frischer Ingwer

Gemüsebrühe

Vorbereitung

In einer großen Pfanne eine Ölbasis mit
Lorbeerblättern, Salbei und gehacktem
Rosmarin erhitzen. Das gewürfelte Gemüse
dazugeben und einige Minuten kochen
lassen. Den braunen Reis und die Linsen
dazugeben, beides zuvor unter fließendem
Wasser abgespült, mit reichlich heißer
Gemüsebrühe aufgießen, zum Kochen
bringen und ca. 40–45 Minuten kochen
lassen. Wir vervollständigen die Suppe.
Sobald die Linsen und der Reis gar sind,
salzen und mit Sojasauce und zwei Esslöffeln
Ingwersaft würzen (den Sie erhalten, indem
Sie ein kleines Stück frischen Ingwer reiben
und das Fruchtfleisch mit den Händen
auspressen). Jetzt ist Ihre Suppe bereit,
kochend heiß serviert zu werden.

KOKOSNUSSREIS MIT KICHERERBSENCURRY

Zeit 40 Min

Zutaten

4 Personen

600 g Kokosmilch

450 g gekochte Kichererbsen

200 g Jasminreis

40g Kokosraspeln

2 Zimtstangen

1 weiße Zwiebel, Limette

frische Chilischote

Chiliflocken

Curry, Petersilie

extra natives Olivenöl

Salz fein und grob

Vorbereitung

Für das Rezept Kokosreis mit Kichererbsen-Curry 300 g Wasser mit 200 g Kokosmilch und ½ Teelöffel grobem Salz zum Kochen bringen (Achtung: Beim Kochen quillt die Kokosmilch stark auf). Fügen Sie den Reis hinzu und kochen Sie ihn gemäß der auf der Packung angegebenen Zeit (1213 Minuten) bei abgedecktem Topf, ohne ihn jemals aufzudecken. Schneiden Sie die Zwiebel in Scheiben und braten Sie sie in einem Topf mit ein paar Esslöffeln Öl, den Zimtstangen (leicht zerdrücken, ohne sie zu zerbrechen), 45 Scheiben frischer Chilischote und einer Prise Salz einige Minuten lang an, bis sie leicht anbraten welk. Kichererbsen dazugeben,

1 Minute würzen lassen, dann die ersten 2 Teelöffel Curry und nach 1 Minute 400 g Kokosmilch hinzufügen; 20 Minuten bei schwacher Hitze weitergaren. Die Kokosraspeln in 200 g Wasser einige Minuten lang rehydrieren; Gut auspressen und mit Limettensaft, einer Prise Salz und einer Prise Chiliflocken würzen; Kneten Sie die Mischung mit den Händen und drücken Sie sie mit den Fingern leicht zusammen. Den Reis auf Teller verteilen, mit dem Kichererbsen-Curry würzen, mit Kokosraspeln und gehackter Petersilie belegen und servieren.

FENCHEL-UND CAVAGE-SUPPE MIT SPECK

Zeit 50 Min

Zutaten

4 Personen

460 g gereinigter Fenchel

400 g gereinigter Kohl

200 g Kartoffeln, 1 Lauch

60 g hausgemachtes Vollkornbrot

40 g Speck, 40 g Butter

extra natives Olivenöl

Salz und Pfeffer

Vorbereitung

Für das Rezept für Fenchel-Kohl-Suppe mit Speck legen Sie ein paar Kohlblätter (wählen Sie das zarteste) und ein paar Scheiben beiseite

aus Lauch; Den restlichen Lauch hacken. Das restliche Gemüse hacken und in einer Schüssel auffangen. Den gehackten Lauch in einem Topf mit etwas Öl 2 Minuten anbraten; Fügen Sie das gehackte Gemüse hinzu, kochen Sie es und fügen Sie dann 1 Liter Wasser und eine Prise Salz hinzu. Bei mittlerer bis niedriger Hitze etwa 25 Minuten kochen lassen, dann die Suppe pürieren, die Butter unterrühren und Salz und Pfeffer hinzufügen. Die beiseitegelegten Kohlblätter und Lauchscheiben in einer Pfanne mit etwas Öl anbraten und einige Minuten bräunen. Schneiden Sie das Brot in Würfel und rösten Sie es in einer Pfanne mit einem Stück Butter einige Minuten lang. Die Suppe mit den gerösteten Brotwürfeln und dem sautierten Gemüse servieren und mit dem in Streifen geschnittenen Speck garnieren.

PAVESE-SUPPE

Zeit 25 Min

Zutaten

4 Personen

500g Hühnerbrühe

400 g altbackenes Brot

300 g geriebener Parmesan

8 Eier

Majoran

weise

Thymian

Salz

Vorbereitung

Für das Pavese-Suppenrezept die Brühe zum
Kochen bringen, das gehackte Brot, den
Parmesan, 4 ganze Eier und die fein
gehackten aromatischen Kräuter
hinzufügen; Alles mit einem Schneebesen
verrühren. Mit Salz würzen. Die Suppe auf
Teller verteilen und mit je 1 Eigelb,
Kräuterblättern, Parmesan und nach
Geschmack frisch gemahlenem Pfeffer
garnieren.

PASTA, BOHNEN, UND MUSCHELN

Zeit 60 Minuten

Zutaten

4 Personen

1 kg Muscheln

400 g gekochte Cannellini-Bohnen

320 g gemischte Kurznudeln

2 Knoblauchzehen

1 Bund frische Petersilie

Tomatenmark

extra natives Olivenöl

Salz und Pfeffer

Vorbereitung

Für das Rezept mit Nudeln, Bohnen und Muscheln 1 Knoblauchzehe in einer Pfanne mit ein paar Esslöffeln Öl anbraten; 1 Teelöffel Tomatenmark hinzufügen, ziehen lassen, dann die Bohnen mit dem Kochwasser hinzufügen, salzen und etwa 40 Minuten kochen lassen. Die Hälfte der Bohnen mixen. 1 Knoblauchzehe in einem Topf mit 2 Esslöffeln Öl anbraten; die Muscheln und ein paar Stängel Petersilie dazugeben; Mit einem Deckel verschließen und die Schalen öffnen lassen. Die Muscheln schälen und einige davon in der Schale beiseite legen. Filtern Sie das Kochwasser, geben Sie es zu den gemischten Bohnen, fügen Sie 1 Glas Wasser hinzu und kochen Sie die Nudeln gemäß den auf der Packung angegebenen Zeiten unter Zugabe von Salz und Pfeffer. Geben Sie die Muscheln und die ganzen Bohnen hinzu und verteilen Sie diese zusammen mit der gehackten Petersilie, den Muscheln in ihren Schalen und einem Schuss Öl auf den Tellern.

KARDINALS TIMBALLO

Zeit 1h 30min

Zutaten

10 Personen

2,5 kg runde Tomaten

800 g Tomatensauce

700 Gramm Mozzarella

500 g Rigatoni

300 g Semmelbrösel

250 g geriebener Parmesan

Basilikum, Oregano

Petersilie

extra natives Olivenöl

Salz und Pfeffer

Vorbereitung

Für das Cardinal-Timbale-Rezept die Tomaten waagerecht aufschneiden, entkernen und auf ein mit Backpapier belegtes Backblech legen. Semmelbrösel, Basilikum, reichlich Oregano und Petersilie, ein Glas Öl, Salz und Pfeffer vermischen. Den Ofen auf 180°C vorheizen. Füllen Sie die Hälfte der Tomaten mit der Mischung und garen Sie sie im Ofen, bis sie trocken und sogar leicht angebrannt sind. Abkühlen lassen. In der Zwischenzeit den geriebenen Parmesan mit dem gewürfelten Mozzarella vermischen. Die mit Salz, Pfeffer und Basilikum gewürzte Tomatensauce langsam eindicken. Ein Backblech mit ca. 30 cm Durchmesser mit Backpapier auslegen und gut einfetten.

Ordnen Sie die Tomaten strahlenförmig an, beginnend in der Mitte, mit der Schale nach unten. Positionieren Sie sich wie ein Rahmen auch an den Rändern und drücken Sie diese zusammen, damit sie sich nicht lösen. Die Rigatoni 3 Minuten in kochendem Wasser kochen, abtropfen lassen, in die Pfanne mit der kochenden Tomatensoße geben, vermischen, weitere 3 Minuten kochen lassen, Parmesan und Mozzarella dazugeben und alles über die Tomaten in der Pfanne gießen, dabei gut ausdrücken Deine Hände bleiben nicht leer. Für 45 Minuten bei 180 °C in den Ofen geben. Aus dem Ofen nehmen und etwa zehn Minuten ruhen lassen. Die Timbale auf einen Servierteller stürzen. Auch kalt schmeckt es köstlich.

REGINETTE IN MONTEBORE MIT DREI PFEFFER-SAUCE

Zeit 35 Min

Zutaten

4 Personen

500 g Milch

350 g lange Nudeln vom Typ Reginette

100 g Montebore-Käse

Mehl, Butter

schwarze, rosa und grüne Pfefferkörner

Salz

Vorbereitung

Für das Rezept für Königinnen in Drei-Pfeffer-Montebore-Sauce 1 Teelöffel grob mahlen von jedem Pfefferkorn (Sie können es im Mörser oder mit einem Nudelholz zwischen zwei Blättern Backpapier machen). Entfernen Sie die Kruste vom Montebore und schneiden Sie es in kleine Stücke. 35 g Butter in einem Topf schmelzen und mit 35 g Mehl vermischen; Geben Sie langsam eine Prise Salz und die Milch hinzu. Sobald der Siedepunkt gestiegen ist, kochen Sie die Béchamelsauce 34 Minuten lang unter ständigem Rühren. Wenn es anfängt zu „ziehen", fügen Sie das Montebore hinzu und rühren Sie bei schwacher Hitze um. Sobald der Käse geschmolzen ist, die Soße vom Herd nehmen. Die Königinnen al dente kochen, abtropfen lassen und in der Soße anbraten, in einer Pfanne leicht erhitzen. Die Nudeln auf Teller verteilen, mit den drei in Stücke geschnittenen Paprika belegen und sofort servieren.

LINGUINE MIT RUCOLAPESTO

Zeit 30 Min

Zutaten

4 Personen

400 g lange Nudeln wie Linguine

160 g gereinigter Rucola

140 g Burrata Stracciatella

40 g Pinienkerne

60 g geriebener Parmesan

56 getrocknete Tomaten in Öl

extra natives Olivenöl

Salz und Pfeffer

Vorbereitung

Sammeln Sie Rucola, Parmesan, Pinienkerne, Salz, Pfeffer und 23 Esslöffel Öl im Mixglas für das Rezept für Linguine mit Rucola-Pesto. Mischen Sie die Hülsenfrüchte, bis ein glattes Pesto entsteht. Die getrockneten Tomaten hacken. Die Linguine in kochendem Salzwasser kochen, bissfest abtropfen lassen und mit dem Pesto würzen, ggf. einen Löffel Kochwasser hinzufügen, bis eine cremige Sauce entsteht. Die Linguine auf Tellern anrichten, mit den gehackten getrockneten Tomaten belegen und sofort servieren.

BOHNEN-KASTANIEN-SUPPE

Zeit 40 Minuten

Zutaten

4 Personen

250 g Borlottibohnen

250 g gekochte Kastanien

100 g 1 Scheibe Speck

Pfefferpulver

selbstgebackenes Brot

extra natives Olivenöl

Salz, Knoblauch

Vorbereitung

Für das Bohnen-Kastanien-Suppenrezept kochen Sie die Bohnen etwa eine Stunde und 20 Minuten lang, schalten Sie den Herd aus und würzen Sie sie mit Salz. Lassen Sie sie 5 Minuten ruhen. 1 ganze geschälte Knoblauchzehe in einer Pfanne mit etwas nativem Olivenöl extra anbraten. Den gewürfelten Speck mit etwas Pfefferpulver dazugeben und 3 Minuten braten. Die gekochten Kastanien in den Bohnenauflauf geben, erhitzen und 10 Minuten kochen lassen, dann den gebräunten Speck dazugeben. Servieren Sie die Suppe mit gerösteten Croutons. Nach Belieben können Sie es mit aromatischen Kräutern wie Salbei oder Lorbeerblättern garnieren.

HALBÄRMEL MIT WEISSER SAUCE UND WALNÜSSE

Zeit 17 Min

Zutaten

4 Personen

320 g kurze Nudelsorte

kurze Ärmel

80 g Milch

80 g Walnusskerne plus etwas

3 Sardellenfilets in Öl

1 Birne, Knoblauch

Butter, Salz, Pfeffer

extra natives Olivenöl

Vorbereitung

Für das Rezept für Mezze-Hüllen mit Bechamelsauce und Walnüssen das Nudelwasser aufkochen. In der Zwischenzeit die Soße zubereiten: 60 g Walnüsse mit Milch, Sardellen, 30 g Öl und einer Knoblauchzehe mit einem Stabmixer pürieren. Das Wasser salzen und die Nudeln hineingeben. Während des Kochens die Birne reinigen, ohne sie zu schälen, und in Stücke schneiden. In einer Pfanne mit einem Stück Butter 3 Minuten anbraten. Verdünnen Sie die Sauce mit einer Kelle Nudelkochwasser. Die Nudeln abgießen, mit den Birnen in die Pfanne geben und die Soße dazugeben. Komplett mit Pfeffer und den restlichen Kernen.

ROTE SPAGHETTI MIT KNOBLAUCH, ÖL UND CHILI

Zeit 50 Min

Zutaten

4 Personen

800 g Rüben

350 Gramm Spaghetti

1 Knoblauchzehe

1 frische Chilischote

ganzer Joghurt

Schnittlauch, Petersilie

extra natives Olivenöl

grobes und feines Salz

Pfeffer

Vorbereitung

Für das Rezept für rote Spaghetti mit Knoblauch, Öl und Chilischote die Rüben schälen und den Saft mit dem Extraktor extrahieren (alternativ das Rote-Bete-Fruchtfleisch mit 1,5 Liter Wasser verrühren und anschließend den Saft filtern). Trocknen Sie den Extraktionsabfall in der Mikrowelle und verteilen Sie ihn gut auf einem Teller. Es dauert mindestens 8 Minuten. Überprüfen Sie alle 12 Minuten, um ein Anbrennen des Pulvers zu verhindern. 1 geschnittene Knoblauchzehe und 1 geschnittene frische Chilischote in einer Pfanne in 34 Esslöffeln Öl einige Minuten anbraten.

Fügen Sie die Spaghetti und eine Prise
grobes Salz hinzu und rösten Sie die Nudeln
kurz wie ein Risotto. Gießen Sie heißes
Wasser ein, fügen Sie dann etwas Rote-Bete-
Saft hinzu und wechseln Sie die beiden
Flüssigkeiten ab, bis die Spaghetti gar sind. 4
Esslöffel Joghurt mit Salz, Öl und dem
gehackten Schnittlauch würzen. Die
Spaghetti auf Teller verteilen und mit
Joghurtsauce, Knoblauchscheiben,
Petersilienblättern und Pfeffer garnieren.

GERÄUCHERTES RISOTTO
MIT KASTANIEN

Zeit 50 Minuten

Zutaten

4 Personen

1 kg frische Kastanien

250 g Carnaroli-Reis

250 g Butter

Grana Padano Dop

gemahlener Kaffee

Muscheln, Seeigel und Blätter

von Kastanien

Zitrone, Salz

Vorbereitung

Für das Rezept für geräuchertes Risotto mit Kastanien entfernen Sie die Schale von den Kastanien und kochen Sie sie 10 Minuten lang (immer noch etwas dämpfen); Zum Schluss schälen und die Schalen zum Räuchern der Butter aufbewahren. Sie benötigen 200 g saubere gekochte Kastanien. Räuchern Sie die Butter: Geben Sie eine großzügige Handvoll Muscheln und Seeigel in einen großen Topf, stellen Sie die Hitze hoch und schalten Sie sie dann aus, um Rauch zu erzeugen. Legen Sie ein mit Backpapier ausgelegtes Sieb darauf und verteilen Sie 120 g gewürfelte Butter: Die Butter muss sehr kalt oder gefroren sein, damit sie nicht schmilzt und die Würfel nicht zu groß werden.

Den Deckel schließen und etwa zehn
Minuten räuchern lassen; Das Butterfett
absorbiert die Geschmacksmoleküle aus dem
Rauch. Den Reis mit 1 Teelöffel Salz trocken
rösten; Beginnen Sie nach einer Minute mit
dem Kochen, indem Sie es mit kochendem
Wasser benetzen. Wenn es noch al dente ist,
fügen Sie die Kastanien, 4 Esslöffel
geriebenen Parmesan und 125 g geräucherte
Butter hinzu und fügen Sie nach und nach
kochendes Wasser hinzu, um die Konsistenz
anzupassen, die weich sein sollte; Zum
Schluss 23 Esslöffel Zitronensaft hinzufügen.
Sobald das Risotto fertig ist, servieren Sie es
mit einer leichten Prise Kaffee und
geriebenen gekochten Kastanien.

SPAGHETTONI MIT CASHEWNÜSSEN UND PFEFFER

Zeit 35 Min

Zutaten

4 Personen

380 Gramm Spaghetti

70 g natürliche Cashewnüsse

70 g Nährhefeflocken

Miso

schwarze Pfefferkörner

extra natives Olivenöl

Salz

Vorbereitung

Für das Cashew-Paprika-Spaghetti-Rezept geben Sie die Cashewnüsse mit den Hefeflocken, 2 Esslöffeln Miso und 2 Esslöffeln Wasser in einen Hochleistungsmixer. Rösten Sie 1 Esslöffel Pfefferkörner in einer kleinen Pfanne und zerstoßen Sie sie dann im Mörser oder mit einem Fleischklopfer zwischen zwei Blättern Backpapier. Die Spaghetti in kochendem Salzwasser kochen; Lassen Sie sie 2 Minuten vor dem Ende direkt in der Pfanne mit der Cashewcreme abtropfen. Kochen Sie sie mit etwas Kochwasser zu Ende. Servieren Sie sie mit frisch gemahlenem Pfeffer und einem Schuss Öl.

ROTKOHL-RISOTTO UND PARMESAN-FONDUE

Zeit 90 Min

Zutaten

4 Personen

800 g 1 Rotkohl

320 Gramm Reis

90 g geriebener Parmesan

50 g geschälte Walnüsse

30 g Butter, 30 g Milch

3 Stangen Sellerie

3 Zwiebeln, 2 Karotten

1 Schalotte, Salz

trockener Weißwein

extra natives Olivenöl

Vorbereitung

Für das Rotkohl-Risotto-Parmesan-Fondue-Rezept die Gemüsebrühe zubereiten: Sellerie, Karotten und 2 Zwiebeln in einen Topf mit 2 Liter Wasser geben, leicht salzen und mindestens 1 Stunde kochen lassen. Zum Schluss zurück in den Topf gefiltert. Die geschälten Walnüsse kurz rösten; Sobald sie leicht golden sind, nehmen Sie sie heraus und legen Sie sie beiseite. Den Kohl schälen, die Blätter in Streifen schneiden und in einem Topf mit 1 kleinen gehackten Zwiebel, Salz und Brühe köcheln lassen und beim Trocknen hinzufügen; Sobald der Kohl weich ist, pürieren Sie ihn und filtern Sie ihn dann durch ein feines Sieb, bis Sie eine glatte Creme erhalten. Die Schalotte hacken und in einem Topf mit etwas Öl anbraten, dann den Reis hinzufügen und rösten

bis es sehr heiß ist; Anschließend mit dem Weißwein vermischen. Befeuchten Sie es dann nach und nach mit etwas kochender Brühe. Nach der Hälfte der Garzeit mit ein paar Löffeln Kohlsahne vermischen und fertig garen. In der Zwischenzeit die Milch in einen Topf gießen, fast zum Kochen bringen, den Herd ausschalten, 60 g geriebenen Parmesan dazugeben und sorgfältig verrühren, damit sich die Zutaten gut vermischen; Halten Sie diese Sauce im süßen Wasserbad heiß. Das Risotto mit der Butter und dem restlichen Parmesan verrühren; Decken Sie es mit dem Deckel ab und lassen Sie es einige Minuten ruhen. Zum Schluss auf einer Servierplatte oder einzelnen Tellern verteilen und mit dem Parmesanfondue und den zerbröckelten gerösteten Walnüssen garnieren.

RÜBENOBERTEILE UND ZITRONENRISOTTO

Zeit 50 Minuten

Zutaten

Portionen für 4 Personen

360 g Carnaroli-Reis

250 g Rübengrün

80 g Butter, Knoblauch

80 g Parmesan

20 g Akazienhonig, 1 Chilischote

12 ganze Blätter Rübengrün

unbehandelte Zitrone

Gemüsebrühe,

extra natives Olivenöl

Salz und Pfeffer

Vorbereitung

Für das Risotto mit Rübengrün und Zitrone
200 g Zitronensaft in einem Topf auffangen und auf ein Drittel reduzieren. Den Honig hinzufügen und schmelzen lassen. Abkühlen lassen, dann 150 g natives Olivenöl extra hinzufügen und mit einem Stabmixer aufschlagen, bis eine Soße entsteht. Blanchieren Sie die ganzen Rübenblätter, lassen Sie sie dann abtropfen, trocknen Sie sie und legen Sie sie auf einen mit Frischhaltefolie bedeckten und mit Öl gefetteten Teller. Mit zusätzlicher Frischhaltefolie abdecken, Löcher einstechen und in die Mikrowelle stellen, bis die Blätter knusprig sind. Schälen Sie die Rübenoberteile und blanchieren Sie sie in kochendem Salzwasser, kühlen Sie sie in Wasser und Eis ab, lassen Sie sie abtropfen und drücken Sie sie leicht aus. In einer Pfanne mit etwas Öl, 1 Knoblauchzehe und 1 Knoblauchzehe anbraten

Chilischote, 12 Minuten lang. Überschüssiges
Öl abgießen, Knoblauch und Chili entfernen
und unter Zugabe von etwas Gemüsebrühe
zu einer cremigen Masse pürieren. Den Reis
in einem Topf mit einer Prise Salz anrösten,
pürieren und zum Kochen bringen, dabei
nach und nach die Gemüsebrühe hinzufügen
(ca. 1,5 Liter). 1 Minute vor Ende des
Garvorgangs die Rübencreme dazugeben
und verrühren. Das Risotto mit der Butter,
etwas Öl, Parmesan, Salz und Pfeffer
verrühren. Mit der Zitronensauce servieren
und mit den knusprigen Blättern und der
abgeriebenen Zitronenschale garnieren.

ORECCHIETTE, RÜBENTOPF UND INGWER

Zeit 25 Min

Zutaten

4 Personen

500 g frische Orecchiette

320 g gereinigtes Rübengrün

Knoblauch

frischer Ingwer

extra natives Olivenöl

Salz

Pfeffer

Vorbereitung

Für das Rezept mit Orecchiette, Rübenblättern und Ingwer blanchieren Sie die Rübenblätter 30 Sekunden lang in kochendem Salzwasser und lassen Sie sie mit einem Schaumlöffel abtropfen. Kochen Sie die Orecchiette im gleichen Wasser wie die Rübenblätter. Die Spitzen hacken und in einer Pfanne mit 3 Esslöffeln Öl, 1 Knoblauchzehe und 1 Teelöffel geriebenem Ingwer anbraten. Wenn sie anfangen zu brutzeln, befeuchten Sie sie mit 1 Kelle Nudelkochwasser. Die Orecchiette abtropfen lassen und direkt in der Pfanne mit den Spitzen würzen, mit frisch gemahlenem Pfeffer garnieren.

SPAGHETTI MIT KABELJAU-SAUCE

Zeit 60 Min

Zutaten

Portionen für 4 Personen

400 g geschälte Tomaten

350 Gramm Spaghetti

350 g Kabeljau, eingeweicht und entsalzt

4 Kleiepaprika

3 Schalotten, 1 Ei

kleine gesalzene Kapern

nochmals gemahlener Hartweizengrieß

extra natives Olivenöl

Weißwein, Salz

Vorbereitung

Für das Rezept für Spaghetti mit Kabeljau-Sauce die Schalotte in feine Scheiben schneiden und in einer Pfanne mit etwas Öl leicht köcheln lassen. Dann mit einem halben Glas Wein vermischen, dann die grob gehackten Tomaten dazugeben und die Sauce bei schwacher Hitze 30 Minuten kochen lassen. Den Kohl in 45 cm große Scheiben schneiden. Erst das geschlagene Ei, dann den Hartweizengrieß eintauchen und in reichlich Öl anbraten. Den Kabeljau und die Kapern in die Sauce geben und weitere 30 Minuten kochen lassen. Die Spaghetti in reichlich Salzwasser kochen. Mit der passenden Schöpfkelle al dente abgießen, direkt in den Topf geben und fertig garen, ggf. einen Tropfen Kochwasser hinzufügen. Die Gehirnpaprika 30 Sekunden lang in reichlich kochendem Öl anbraten. Abgießen, über die Nudeln streuen und servieren.

HERBSTBREI

Zeit 80 Min

Zutaten

4 Personen

200 g frische Steinpilze

150 g gekochte Linsen

100 g Vollkorn-Haferflocken

Knoblauch, Rosmarin, Salbei

trockenes Lorbeerblatt

Sojasauce

Gemüse für die Brühe

Fenchelbärte

extra natives Olivenöl

Weißer Pfeffer

schwarze Pfefferkörner

Vorbereitung

Für das Herbstbrei-Rezept Steinpilze putzen und in Stücke schneiden. Bewahren Sie die weggeworfenen Stielteile auf, reinigen Sie die Erde und sammeln Sie sie in einem Topf mit 12 Litern Wasser, Gemüsebrühe entsprechend Ihren Zwiebelresten und 1 Selleriestiel. Duftet nach Salbeiblättern, 1 Zweig Rosmarin, getrockneten Lorbeerblättern und schwarzen Pfefferkörnern. 1 Stunde köcheln lassen, dann abseihen. Die Steinpilze in einer Pfanne mit etwas Öl, 1 Knoblauchzehe mit Schale und 1 Zweig Rosmarin anbraten und 3 Minuten bräunen. Fügen Sie einen Spritzer Sojasauce und eine Prise weißen Pfeffer hinzu. Die Haferflocken in einem Topf trocken rösten, bis sie heiß sind:

Wenn man sie berührt, muss man brennen, und es wird 23 Minuten dauern. Mit der Brühe aufgießen, bis die Haferflocken großzügig bedeckt sind, und etwa 10–15 Minuten kochen lassen, ähnlich einem Risotto, d. h. die Brühe nach und nach hinzufügen, sobald sie aufgesogen ist. Fügen Sie auch die Linsen und die Hälfte der Pilze hinzu, bräunen Sie sie vor dem Ausschalten 2 Minuten lang, rühren Sie dann 23 Esslöffel Öl ein und lassen Sie es ruhen. Den Brei komplett mit den restlichen gerösteten Champignons und Fenchelbartzweigen servieren.

SPAGHETTI MIT STEINPLATTEN UND PECORINO

Zeit 25 Min

Zutaten

4 Portionen

350 Gramm Spaghetti

100 g Pecorino

4 Steinpilzkappen

extra natives Olivenöl

Salz

Pfefferkörner

Vorbereitung

Für das Rezept „Spaghetti mit Pecorino" das Wasser in einem großen Topf erhitzen, wenn es kocht, salzen und die Spaghetti hinzufügen. Reinigen Sie in der Zwischenzeit die

Steinpilzköpfe entfernen und in Scheiben schneiden. In einer Pfanne etwas gemahlenen Pfeffer trocken rösten, einen Schuss Öl und die Steinpilze hinzufügen und 2 Minuten anbraten; Dann 1 Kelle Nudelkochwasser hinzufügen und eine weitere Minute kochen lassen. Den Pecorino in einer Schüssel auffangen und mit 1 Kelle Nudelwasser zu einer Soße verrühren. Lassen Sie die Spaghetti al dente direkt in die Pfanne mit den Pilzen abtropfen und fügen Sie zum Abschluss noch etwas Wasser hinzu. Vom Herd nehmen, die Pecorinosauce hinzufügen, gut vermischen und servieren.

VALPELLINESER SUPPE

Zeit 60 Minuten

Zutaten

Portionen für 4 Personen

600 Gramm Kohl

400 g Fleischbrühe

400 g Roggenbrot

300 g Fontina-Käse

150 Gramm Butter

100 Gramm Speck

1 Ei, Salz,

und Pfeffer

Vorbereitung

Für das Rezept Zuppa alla Valpellinese das Brot mit dem Fontina-Käse in der Küchenmaschine vermischen. Fügen Sie außerdem das Ei, Salz und Pfeffer hinzu und verrühren Sie alles, bis eine homogene Masse entsteht. Formen Sie daraus Kugeln, so groß wie Oliven. Den Kohl putzen und in Streifen schneiden, dabei 2 ganze Blätter zur Dekoration beiseite legen. 100 g Butter zusammen mit dem Schmalz in einem Topf schmelzen. Sobald sie geschmolzen sind, die Kohlstreifen dazugeben und unter Rühren abschmecken; Mit dem Deckel verschließen und ca. 56 Minuten garen lassen. Dann die Brühe hinzufügen und weitere 20 Minuten kochen lassen.

In der Zwischenzeit die Brot- und
Käsebällchen in einer Pfanne mit 50 g Butter
etwa 56 Minuten anbraten. Geben Sie sie
zum Kohlauflauf und lassen Sie alles weitere
10/12 Minuten kochen. Die beiseitegelegten
Kohlblätter in der Mikrowelle rösten: Auf
dem Blech verteilen und in der Mikrowelle
bei maximaler Leistung 7/8 Minuten lang
jeweils 30 Sekunden lang garen, dabei die
Blätter bei jedem Intervall wenden.
Servieren Sie die Suppe mit Brot- und
Fontinabällchen und getrockneten
Kohlblättern.

PISAREI UND FAŚÖ DI PIACENZA

Zeit 1h

Zutaten

68 Personen

300 g gekochte Bohnen

50 g Speck, 1 Karotte

1 Stange Sellerie

eine halbe Zwiebel, Petersilie

Lorbeerblatt, Knoblauch

Butter, Salz

extra natives Olivenöl

für Pisarei

200 g Semmelbrösel

200 g Mehl

extra natives Olivenöl

Salz, Lorbeerblatt, schwarzer Pfeffer

extra natives Olivenöl

Vorbereitung

Sellerie, Karotte und Zwiebel schälen und hacken. In einem beschichteten Topf mit 3 Esslöffeln Öl und 1/2 Esslöffel Butter zusammen mit 1 zerdrückten Knoblauchzehe samt Schale und einem Zweig Petersilienblätter anbraten. Die gekochten Bohnen, den in Stücke geschnittenen Speck und 1 Lorbeerblatt dazugeben und zusammen mit dem Braten anbraten, bis sie fast ein wenig an der Pfanne kleben: Sie sollten einen gerösteten, fast verbrannten Duft wahrnehmen. Salz und Wasser hinzufügen, bis die Bohnen großzügig bedeckt sind. Aufkochen, mit einem Deckel abdecken und ca. 1 Stunde kochen lassen. Für die Pisarei etwa 300 g Wasser zum Kochen bringen. Mehrmals auf die Semmelbrösel gießen,

Mit 1 Esslöffel Öl und einer Prise Salz würzen. Kneten (die Wassermenge kann je nach Qualität der Semmelbrösel variieren, mehr oder weniger trocken), bis ein Teig entsteht, dann das Mehl hinzufügen. In einem Laib auffangen und abgedeckt 30 Minuten ruhen lassen. Aus dem Teig viele kleine Laibe (ca. ø 5 mm) formen, dann kleine Portionen abtrennen und die Pisarei zubereiten, indem man die Teigstücke mit dem Daumen auf dem Backbrett ausgräbt. Die Knoblauchzehe und das Lorbeerblatt aus dem Bohnenauflauf nehmen, die Pisarei hinzufügen und etwa 5 Minuten kochen lassen. Schalten Sie den Herd aus und lassen Sie es wie ein Risotto mit geschlossenem Deckel ruhen, um alle Aromen zu konzentrieren. Servieren Sie sie auf einem Teller und garnieren Sie sie mit frischen Lorbeerblättern, einem Schuss rohem Öl und gemahlenem schwarzem Pfeffer.

LASAGNE MIT HERBSTGEMÜSE

Zeit 1h 10 Min

Zutaten

4 Personen

1 Liter Bechamel

500 g Mehl

200 g gereinigter Kürbis

200 g gereinigter Sellerie

200 g Karotten, 5 Eier

Geriebener Parmesan

extra natives Olivenöl

Salz und Pfeffer

Vorbereitung

Für das Lasagne-Rezept mit Herbstgemüse Mehl und Eier im Planetenmixer vermischen. Den Teig abgedeckt 30 Minuten ruhen lassen. Den Kürbis und den Knollensellerie mit dem Gemüsehacker in Scheiben schneiden und die Karotten raspeln. Das Gemüse mit Öl, Salz und Pfeffer anbraten. Den Teig mit der Ausrollmaschine auf 1 mm ausrollen. Bereiten Sie die Lasagne zu, indem Sie die Nudeln mit der Béchamelsauce, dem Gemüse und dem Parmesan abwechseln. Bei 180°C etwa 20 Minuten backen.

SPINATSUPPE

Zeit 30 Min

Zutaten

4 Portionen

650 g Kartoffeln

300 g Mandelmilch

ungesüßt

250 g frischer Spinat

200 g scharfe Wurst

mit Pfeffer und Fenchel

80 g Frühlingszwiebeln

40 g Mandeln in ihrer Schale

extra natives Olivenöl, Salz

Vorbereitung

Für das Rezept für die Spinatsuppe die Frühlingszwiebeln hacken und in einem Topf mit 1 Esslöffel Öl anbraten; Die geschälten, in dünne Scheiben geschnittenen Kartoffeln, 300 g Wasser und die Mandelmilch hinzufügen; 15 Minuten kochen lassen. Den Spinat hinzufügen, salzen, weitere 5 Minuten kochen lassen und dann alles verrühren, bis eine cremige Masse entsteht. Die Wurst schälen und toasten. Die Mandeln in Scheiben schneiden und rösten. Die Sahne mit der Wurst und den Mandeln servieren. Nach Geschmack mit Babyspinatblättern, einem Schuss Öl und frisch gemahlenem schwarzem Pfeffer garnieren.

REZEPTE
ZWEITEN GÄNGE

GEDÄMPFTES FISCHFILET MIT KRÄUTERN

Zubereitungszeit: 10 Minuten

Kochzeit: 15 Minuten

Portionen: 4

Zutaten:

4 weiße Fischfilets

(zum Beispiel Kabeljau oder Kabeljau)

Saft einer halben Zitrone

2 Knoblauchzehen

Gehackte frische Petersilie

Extra natives Olivenöl

Salz und Pfeffer nach Geschmack

Vorbereitung

Den Fisch marinieren: In einer Schüssel die Fischfilets mit Zitronensaft, gehacktem Knoblauch, Petersilie, Öl, Salz und Pfeffer marinieren. Mindestens 15 Minuten marinieren lassen. Dämpfen: Legen Sie die marinierten Filets in einen Dampfgareinsatz. Mit einer Gabel ca. 15 Minuten garen oder bis der Fisch gar ist und in Flocken zerfällt. Tipps: Fisch: Sie können Weißfisch durch andere Fischarten wie Lachs oder Forelle ersetzen.

PUTEN- UND ZUCCHINI FLEISCHBÄLLCHEN

Zubereitungszeit: 20 Minuten

Kochzeit: 20 Minuten

Portionen: 4

Zutaten:

500 g gemahlener Truthahn

1 Zucchini

1 Ei

50 g Semmelbrösel

Geriebener Parmesan

Gehackte frische Petersilie

Knoblauchpulver

Salz und Pfeffer nach Geschmack

Extra natives Olivenöl

Vorbereitung

Bereiten Sie das Gemüse vor: Reiben Sie die Zucchini. Zutaten vermischen: In einer Schüssel Putenhackfleisch, geriebene Zucchini, Ei, Semmelbrösel, Parmesan, Petersilie, Knoblauchpulver, Salz und Pfeffer vermengen. Gut vermischen, bis eine homogene Mischung entsteht. Fleischbällchen formen: Mit leicht angefeuchteten Händen die Fleischbällchen formen. Fleischbällchen kochen: In einer Pfanne etwas Öl erhitzen und die Fleischbällchen bei mittlerer Hitze anbraten, bis sie von allen Seiten goldbraun sind.

VALDOSTANE-KOTTELETS

Zeit 40 Min

Zutaten

6 Personen

600 g Kalbfleischscheiben

200 g Fontina-Käse

150 g geschnittener Kochschinken

140 Gramm Butter

2 Eier

Semmelbrösel

Salz

Vorbereitung

Für das Rezept für Koteletts aus dem Aostatal die Kalbsscheiben schlagen und in eine rechteckige Form schneiden. Teilen Sie die Fontina in sechs Scheiben. Auf jede Fleischscheibe eine Scheibe Fontina-Käse und eine Scheibe Schinken legen und verschließen. Tauchen Sie das gefüllte Fleisch zuerst in die leicht geschlagenen Eier und dann in die Semmelbrösel. Wiederholen Sie den Vorgang ein zweites Mal, um die Koteletts gut zu verschließen. Die Hälfte der Butter in einer Pfanne schaumig erhitzen und die ersten 3 Schnitzel bei mittlerer Hitze von jeder Seite einige Minuten anbraten. Werfen Sie die verbrauchte Butter weg und wiederholen Sie den Vorgang mit der anderen Hälfte der Butter, um die drei restlichen Schnitzel zu garen. Die Schnitzel auf Küchenpapier trocknen, salzen und heiß servieren.

KANINCHENBRATEN MIT SAEURIER UND SPECK UND APFELCREME MIT SENF

Zeit 1h 30 min

Zutaten

4 Personen

Senf-Apfel-Creme-Perle

230 g Apfelsaft

20 g Senfsirup

2,5 g Agaragar

Für Braten

385 g 1 Schachtel Sauerkraut

180 g Südtiroler Speck

50 g Parmesan, 4 Kaninchenkeulen

Thymian, Knoblauch, Rosmarin

extra natives Olivenöl

Salz und Pfeffer

Vorbereitung

Für die Apfel-Senf-Creme den Apfelsaft und den Senfsirup mit dem Agar-Agar erhitzen und nach dem Aufkochen 6 Minuten kochen lassen. Ausschalten, abkühlen lassen, mit Frischhaltefolie abdecken und für 1 Stunde in den Kühlschrank stellen, bis ein Gelee entsteht. Zum Braten die Kaninchenkeulen entbeinen. Das Sauerkraut abspülen und mit etwas Öl, Salz und Pfeffer würzen. Füllen Sie die Kaninchenbeine mit Sauerkraut und schließen Sie sie. Versuchen Sie dabei, die Form der Beine wieder herzustellen. Wickeln Sie sie dann in Speckscheiben ein, so dass sie vollständig bedeckt sind und eventuelle Öffnungen verschlossen sind. Die entstandenen Braten in eine Auflaufform geben und mit Öl, Salz und Pfeffer würzen;

Geben Sie ein paar Zweige Thymian und Rosmarin sowie 1 Knoblauchzehe in die Pfanne. Bei 160°C etwa 45 Minuten backen. Mit 2 EL geriebenem Parmesan auf einem Backpapier eine Scheibe formen und in der Mikrowelle bei maximaler Leistung 2 Minuten garen. Legen Sie die Waffel auf eine gewölbte Fläche und lassen Sie sie abkühlen. Bereiten Sie auf die gleiche Weise ein weiteres vor. Servieren Sie die Braten mit der mit einem Schneebesen aufgeweichten Apfelcreme und den gehackten Parmesanwaffeln.

GEBACKENES HÜHNCHEN MIT ZITRONEN ORANGE UND LORBEERKLEID

Zeit 1h 20min

Zutaten

4 Personen

2 Hühner (je 600 g)

1 Zitrone

1 Orange

Lorbeerblätter

frische Sahne

extra natives Olivenöl

Salz

Vorbereitung

Führen Sie die Hühner über die Flamme, um alle verbleibenden Federn zu entfernen. Massieren Sie die Haut mit 2 Esslöffeln Creme (alternativ mit einem Stück Butter) ein. In jedes Hähnchen 2 Lorbeerblätter und die Hälfte der Orangen- und Zitronenschale geben. Mit etwas Salz bestreuen, auf ein geöltes Backblech legen und bei 200 °C 10 Minuten backen. Nehmen Sie die Hähnchen aus dem Ofen, lassen Sie sie 5 Minuten abkühlen und bedecken Sie sie dann mit dünn geschnittenen Zitrusfruchtscheiben (3 mm) abwechselnd mit Lorbeerblättern, wobei der untere Teil nach oben zeigt, bis der gesamte obere Teil bedeckt ist. Binden Sie sie mit einer Schnur zusammen oder verwenden Sie das bequemste Bratnetz auf dem Markt. Geben Sie das Hähnchen zurück in die Pfanne, würzen Sie es jeweils mit einer Prise Salz und ein paar Esslöffeln Öl und backen Sie es erneut 4050 Minuten lang bei 200 °C, bis die Haut goldbraun ist.

AROMATISCHER FISCH MIT PAPRIKA, KURKUMA UND ZITRUSFRÜCHTE

Zeit 30 Min

Zutaten

6 Personen

250 g 4 Doradenfilets

260 g 2 Wolfsbarschfilets

250 g 2 Doradenfilets

1 Limette

1 Bergamotte

1 Grapefruit, Salz

Kurkuma, süßer Paprika

extra natives Olivenöl

Vorbereitung

Für das Rezept aromatischer Fisch mit Paprika, Kurkuma und Zitrusfrüchten putzen

Die Fischfilets durch Entfernen der Gräten mit einer Pinzette zerkleinern. Eine beschichtete Pfanne sehr stark erhitzen, dann die Fischfilets jeweils zu zweit mit der Hautseite nach unten hineinlegen und eine Minute lang am Boden festhalten, bis der Saft austritt; Die Filets vom Herd nehmen und die Haut entfernen. Zum Schluss würzen Sie sie auf beiden Seiten mit einem Schuss Öl und dann mit einer Prise Salz. Die Doradenfilets auf der Fleischseite (die gegenüber der Hautseite liegt) mit 1 Teelöffel Kurkuma bestreuen; Verwenden Sie ein feinmaschiges Sieb, um das Pulver besser zu verteilen. Gehen Sie genauso vor und bestreuen Sie den Wolfsbarsch mit 1 Teelöffel Paprika. Die abgeriebene Schale von 1 Limette, ½ Bergamotte und 1/3 Grapefruit in einer Schüssel vermischen. Vermeiden Sie es, den weißen Teil (Albedo) zu reiben, da dies zu einem bitteren Geschmack führen würde.

Mit dieser Schalenmischung die Doradenfilets, immer auf der Fleischseite, bestreuen. Die Fischfilets jeweils zu zweit in einer sehr heißen Pfanne braten, zuerst auf der Seite mit den Aromen einige Sekunden lang und dann 12 Minuten lang auf der anderen Seite, auf der sich die Haut befand. Alternativ können Sie den Fisch auch in einer Pfanne im Ofen bei 200 °C etwa zehn Minuten garen. Es ist wichtig, den Fisch in der folgenden Reihenfolge zuzubereiten: zuerst die Doradenfilets mit Kurkuma, dann den Wolfsbarsch mit Zitrusfrüchten und zum Schluss den Wolfsbarsch mit Paprika, um die Farben nicht zu verändern. Bewegen Sie die Filets immer mit einem Spatel, damit sie nicht zerbrechen.

MAMMOLESISCHER BESTAND

Zeit 45 Min

Zutaten

Portionen für 4 Personen

1 kg eingeweichter Stockfisch

1 kg Kartoffeln

600 g geschälte Tomaten oder Soße

3 Chilis

2 rote Zwiebeln

entkernte Oliven in Salzlake

gesalzene Kapern

extra natives Olivenöl

Salz

Vorbereitung

Für das Mammut-Stockfisch-Rezept schälen Sie die Kartoffeln und teilen Sie jede in 4 Spalten. In einem Topf (vorzugsweise Steingut) die geschnittenen Zwiebeln mit 5 Esslöffeln Öl 23 Minuten anbraten; Die Tomate dazugeben und 5 Minuten kochen lassen, mit Salz würzen. Fügen Sie die Kartoffeln hinzu und lassen Sie das Ganze 78 Minuten lang weiterkochen. Fügen Sie eine Kelle Wasser hinzu, falls die Soße austrocknet. Den in Stücke geschnittenen Stockfisch, 3 Esslöffel Oliven, 1 Esslöffel entsalzte Kapern und die Chilischoten dazugeben und unter gelegentlichem Rühren 20 Minuten weitergaren, bis die Kartoffeln gar sind. Servieren Sie den Stockfisch nach Belieben mit frischen Thymianblättern.

POCHIERTES EI AUF SÜBSAUREM ESCAROLE

Zeit 40 Min

Zutaten

Portionen für 4 Personen

100 g Pinienkerne

100 g Rotwein

80 g Rosinen

20 Gramm Butter

4 Eier

2 Köpfe Eskariol

1 Zwiebel

extra natives Olivenöl

Essig, Salz, Pfeffer

Vorbereitung

Für das pochierte Ei auf süß-saurem Eskariol-Rezept braten Sie das Eskariol mit etwas Öl und Salz bei geschlossenem Deckel bei schwacher Hitze 78 Minuten lang an. Die Zwiebel in Scheiben schneiden und in einem anderen Topf mit etwas Öl und Salz anbraten. Den Rotwein hinzufügen und offen kochen, bis die gesamte Flüssigkeit verdampft ist. Die Zwiebel mit den Eskariolen, Rosinen und Pinienkernen vermischen und in einer Pfanne kurz anrösten (anbräunen lassen, ohne sie zu hacken). Bereiten Sie die pochierten Eier vor: Bringen Sie ungesalzenes Wasser zum Kochen und säuern Sie es mit einem Schuss Essig. Geben Sie ein Ei nach dem anderen in eine Untertasse und schieben Sie es mit einem Löffel in die Mitte eines im Wasser erzeugten Wirbels. Kochen Sie es 45 Minuten lang und lassen Sie es dann abtropfen. Mit den restlichen Eiern so verfahren. Auf der Eskariole servieren und mit Salz und Pfeffer würzen.

ORANGEN-LACHS-FLEISCHBÄLLCHEN

Zeit 1h

Zutaten

4 Personen

500 g Lachssteak

500 g Brokkoli

300 g Semmelbrösel

30 g geriebener Parmesan

3 Eier

2 unbehandelte Orangen

1 unbehandelte Zitrone

gehackte Petersilie

frischer Ingwer

frischer Rosmarin

trockener Weißwein

extra natives Olivenöl

Salz, Knoblauch

Vorbereitung

Für das Rezept für Orangen-Lachs-Fleischbällchen den Lachs 1520 Minuten bei 170 °C im Ofen garen. Entfernen Sie die Haut und alle Knochen und zerkrümeln Sie sie in eine Schüssel. Mit den Eiern vermischen, dann etwas Petersilie, 1 Teelöffel geriebenen Ingwer, 150 g Semmelbrösel, Parmesan und Salz hinzufügen. Lassen Sie die Mischung 20 Minuten im Kühlschrank ruhen. In der Zwischenzeit den Brokkoli in kochendem Salzwasser 30 Sekunden blanchieren. Mit einem Schaumlöffel in eine große Schüssel mit Wasser und Eis abgießen und abkühlen lassen. Geben Sie den Brokkoli in kochendes Wasser und kochen Sie ihn 1015 Minuten lang weiter. Lassen Sie sie abtropfen und stellen Sie sie beiseite. Die Schale einer Orange abreiben. Den Saft auspressen und mit 1/2 Glas Weißwein vermischen.

Die andere Orange schälen, dabei auch den weißen Teil der Schale und die Schale entfernen; Teile es in Stücke. Aus der Lachsmischung mit leicht angefeuchteten Händen Fleischbällchen formen; Geben Sie sie in die restlichen Semmelbrösel. 23 Knoblauchzehen in einer Pfanne anbraten, herausnehmen und die Fleischbällchen (einige auf einmal) und 1 Zweig Rosmarin darauf verteilen. Bei starker Hitze auf jeder Seite 23 Minuten anbraten, bis sie goldbraun sind. Weißwein und Orangensaft dazugeben, die Hitze reduzieren und weitere 34 Minuten fertig garen. Zum Schluss die Orangenstücke hinzufügen. Den Brokkoli in einer Pfanne mit heißem Öl und 2 Knoblauchzehen anbraten. Mit Salz würzen, den Herd ausschalten und die geriebene Orangenschale hinzufügen. Die Fleischbällchen mit dem Brokkoli servieren.

STEINBUTTFILET MIT CALVADOS UND LAUCHCREME MIT PAPRIKA

Zeit 45 Min

Zutaten

4 Personen

1,5 kg Steinbuttfilets

500 g Gemüsebrühe

3 Äpfel, 2 Lauch

1 kleine Kartoffel

süßer Paprika

Calvados-Apfeldestillat

Majoran

extra natives Olivenöl

Salz und Pfeffer

Vorbereitung

Für das Rezept für Steinbuttfilet mit Calvados und Lauchcreme mit Paprika die Kartoffel und 1 Apfel schälen und in kleine Stücke schneiden; Schneiden Sie den Lauch in Scheiben und entfernen Sie dabei den grünen Teil. 4 Esslöffel Öl in einer Pfanne erhitzen und Kartoffeln, Äpfel und Lauch 12 Minuten anbraten; Die Gemüsebrühe hinzufügen und 25 Minuten kochen lassen, mit Salz abschmecken. Fügen Sie 1 Esslöffel süßes Paprikapulver hinzu und pürieren Sie alles mit einem Stabmixer, bis eine Creme entsteht. Etwas Öl in einer Pfanne erhitzen und die Steinbuttfilets auf der Fleischseite 2 Minuten anbraten; Wenden, salzen, mit einem Schuss Calvados bestreuen und weitere 45 Minuten garen. Schneiden Sie die anderen 2 Äpfel in dünne Scheiben und entfernen Sie dabei den mittleren Teil mit dem Kerngehäuse. Von den Steinbuttfilets die Haut entfernen und mit Lauchcreme und Apfelscheiben servieren,

GERÄUCHERTES FLEISCH

Zeit 25 Min

Zutaten

Portionen für 4 Personen

480 g 4 Scheiben Roastbeef

4 Mandarinen

1 Kopf später Radicchio

1 Bund Rucola

1 Kopf belgische Endivie

extra natives Olivenöl

Rosmarin

Wacholderbeeren

Salz und Pfeffer

Vorbereitung

Für das Rezept für geräuchertes Fleisch würzen Sie die Roastbeefscheiben mit einem Schuss Öl, einer Prise Salz, einer Prise Pfeffer, einem Zweig Rosmarin und ein paar Wacholderbeeren. Ordnen Sie sie auf einem Teller an und stellen Sie einen mit kochendem Wasser gefüllten Topf darauf. Ohne Deckel 68 Minuten garen. Umdrehen und weitere 46 Minuten garen (die Garzeit je nach Geschmack verlängern oder verkürzen). Bereiten Sie einen gemischten Salat mit Radicchio, belgischer Endivie, Rucola und ein paar Scheiben geschälter roher Mandarine zu. Mit Öl, Salz und Mandarinensaft würzen.

IN DER PFANNE GEFISCHTER WOLFSBARSCH IN WEIN

Zeit 25 Min

Zutaten

Portionen für 2 Personen

600 g 1 Wolfsbarsch

verkleinert und entkernt

1 Knoblauchzehe

Zitrone

Petersilie

Rosmarin

weise

trockener Weißwein

extra natives Olivenöl

Salz und Pfeffer

Vorbereitung

Für das Rezept für gebratenen Wolfsbarsch

in Wein waschen Sie den Wolfsbarsch innen und außen und trocknen ihn dann mit Küchenpapier ab. Den Bauch salzen und pfeffern und die in zwei Hälften geschnittene Knoblauchzehe, 1 Zweig Rosmarin, 2 Zitronenstücke, 2 Salbeiblätter und einen Schuss Öl hineingeben. Legen Sie den Fisch in eine beschichtete Pfanne, die gut hineinpasst. Mit etwas Öl würzen und bei mittlerer bis niedriger Hitze mit Deckel 3 Minuten garen. Mit etwas Weißwein anfeuchten, verdunsten lassen, dann die Soße mit einem Löffel auffangen und über den Fisch gießen. Nochmals abdecken und weitere 4 Minuten kochen lassen. Drehen Sie den Wolfsbarsch vorsichtig mit einem Spatel und einer Gabel um, decken Sie ihn ab und kochen Sie ihn weitere 67 Minuten lang. Geben Sie nach der Hälfte der Garzeit einen weiteren Schuss Wein hinzu und begießen Sie ihn mit der Soße. Schalten Sie den Herd aus und servieren Sie den Wolfsbarsch mit rohem Öl und gehackter Petersilie.

SCHWEINERUND MIT MILCH UND ZWIEBELN

Zeit 1h

Zutaten

Portionen für 4 Personen

1 kg Schweinelende

1 Liter Milch

350 g weiße Zwiebeln

2 Wacholderbeeren

1 aromatischer Bund

(Salbei, Rosmarin, Lorbeerblatt)

Pfeffer, Salz

extra natives Olivenöl

Vorbereitung

Für das Rezept für Schweinefilet mit Milch und Zwiebeln braten Sie das Schweinefilet 1015 Minuten lang in einem mit Öl bedeckten Topf an, sodass es von allen Seiten braun wird. Auf einen Teller geben und die geschnittenen Zwiebeln im selben Topf 45 Minuten lang anbraten. Das Fleisch, das Bouquet garni, den Wacholder und nochmals die Milch dazugeben und aufkochen. Hitze reduzieren, Salz und Pfeffer hinzufügen, abdecken und mindestens 1 Stunde kochen lassen. Zwiebeln und Brühe vermischen, das Schweinefilet in Scheiben schneiden und mit der cremigen Sauce servieren, auf Wunsch auch mit Kartoffelpüree.

CHICKEN NUGGETS MIT HAFER

Zeit 35 Minuten + 20 Minuten Pause

Zutaten

2 Personen

300 g Hähnchenbrust

80 g Grissini

3 Scheiben Brot

2 Eier

1 Orange

eine halbe rote Zwiebel

Mehl, Salz

Haferflocken

extra natives Olivenöl

Vorbereitung

Für das Rezept für Chicken Nuggets mit Haferflocken die Grissini in einem Kutter mit der abgeriebenen Schale einer halben Orange zerkleinern, ohne sie zu Mehl zu zerkleinern, die Konsistenz aber etwas grob zu lassen. Anschließend 2 Esslöffel Haferflocken dazugeben und noch einmal mit dem Kutter zerkleinern. Gießen Sie diese Mischung in eine Auflaufform und vermischen Sie sie mit weiteren 2 Esslöffeln Hafermehl. Schneiden Sie das Hähnchen in kleine Stücke und entfernen Sie alle Verunreinigungen. Mischen Sie es ebenfalls im Kutter mit der geschälten und in kleine Stücke geschnittenen Zwiebel, den Brotscheiben ohne Kruste, 2 Esslöffeln Öl und einer Prise Salz. Lassen Sie die Mischung 1520 Minuten ruhen und formen Sie dann 6 runde, leicht abgeflachte Kroketten.

Tauchen Sie das Ganze in das Mehl, dann in die gut geschlagenen Eier und zum Schluss in die Mischung aus Grissini und Haferflocken. Kochen Sie die Chicken Nuggets in einer Pfanne mit einem Schuss nicht zu heißem Olivenöl extra vergine und lassen Sie sie auf jeder Seite mindestens 3 Minuten bräunen, sodass sie außen goldbraun und innen gar sind. Alternativ können Sie sie auch mit etwas Öl würzen, auf ein Backblech legen und bei 180 °C etwa 20 Minuten backen. Nach Belieben mit Salat und ketchupähnlicher Sauce servieren.

THUNFISCH NACH CACCIATORE-ART

Zeit 30 Min

Zutaten

24 Personen

500 g frisches Thunfischsteak

100 g gemischter Salat

30 g entkernte grüne Oliven

Maisstärke

Rosmarin

Fenchel

unbehandelte Zitrone

Balsamico-Essig

Rotwein

extra natives Olivenöl

Salz, Pfeffer, Knoblauch

Vorbereitung

Für das Thunfischjäger-Rezept eine halbe Knoblauchzehe fein hacken. Den Thunfisch bei starker Hitze in einer heißen Pfanne auf einer Seite 3 Minuten mit Salz und Pfeffer anbraten. Wenden und auch auf der anderen Seite mit Salz und Pfeffer anbraten. Brennen Sie es auch an den Seiten ein wenig an, nur um es zu färben. Um eine normale Fliese zu erhalten, müssen Sie sie zuschneiden: In diesem Fall reichen die Dosen nur für zwei oder drei Personen. Den gehackten Knoblauch dazugeben und sofort mit 1 Glas Rotwein und 3 EL Balsamico-Essig vermischen. Fügen Sie die Oliven hinzu, immer bei starker Hitze.

Weitere 6–7 Minuten weitergaren, dabei das Steak von Zeit zu Zeit wenden, damit es auf beiden Seiten gut braun wird. Thunfisch aus der Pfanne nehmen; 1 knappen Teelöffel Maisstärke zur Soße in die Pfanne geben und sofort und schnell auflösen, damit keine Klümpchen entstehen. Den Bratensaft 23 Minuten bei mittlerer Hitze eindicken lassen, er darf nicht zu klein sein. Den gemischten Salat mit Salz, einem Schuss Öl, ein paar Tropfen Zitrone und der abgeriebenen Schale würzen. Den Thunfisch heiß servieren, mit der Sauce bestreut und mit dem Salat servieren.

MEERESFRÜCHTSSUPPE MIT SELLERIAK

Zeit 60 Min

Zutaten

4 Personen

1 Seeteufelfilet

100 g Muscheln

8 Scampi

2 mittelgroße Tintenfische

1 großer Sellerie

1 Zwiebel, 1 Karotte

extra natives Olivenöl

trockener Weißwein

Kreuzkümmel, Salz

schwarzer Pfeffer, Majoran

Vorbereitung

Den Knollensellerie putzen, in ca. 1 cm dicke Scheiben schneiden und 12 Scheiben (ø 5 cm) ausstechen. Sammeln Sie alle Reste in einer Pfanne, bedecken Sie sie mit Wasser und kochen Sie sie 30 Minuten lang. Zum Schluss noch einen halben Teelöffel Kreuzkümmel und das Kochwasser hinzufügen, bis eine weiche Creme entsteht. Die Selleriescheiben in eine Pfanne geben und mit etwas Öl, Salz und Pfeffer beträufeln. Im Ofen bei 180 °C 57 Minuten backen. Das Seeteufelfleisch in große Stücke (3 cm) schneiden. Scampi und Tintenfisch putzen. Um den Tintenfisch zart zu machen, schneiden Sie die Beutel diagonal ein. Bereiten Sie eine Fischbrühe (aus Pappe) zu: In einer Pfanne die Zwiebel- und Karottenstücke mit etwas Öl erhitzen,

Die Fischreste anbraten, 1 Glas Wein und 1 Liter Wasser hinzufügen. Bei starker Hitze kochen, um die Flüssigkeit auf die Hälfte zu reduzieren. Den Seeteufel und die Muscheln in einem großen Topf anbraten, mit einem halben Glas Wein ablöschen, die Fischbrühe hinzufügen und abdecken, um die Schalen zu öffnen. Die frisch geöffneten Muscheln abtropfen lassen und beiseite stellen. Bei starker Hitze kochen, um die Kochflüssigkeit um die Hälfte zu reduzieren. Zum Schluss Tintenfisch, Scampi und Muscheln zum Seeteufel geben, alles kurz anbraten und den Herd ausschalten. Die Selleriecreme, den Fisch und die Selleriescheiben auf den Tellern anrichten und mit einem Schuss Öl und Majoranblättern garnieren.

SEEZUNGENFILETS MIT KARTOFFELN UND LAUCHCREME

Zeit 1h

Zutaten

Portionen für 4 Personen

600 g gereinigte Seezungenfilets

400 g 4 Kartoffeln

200 g gereinigter Lauch

150 g Semmelbrösel

40 g trockener Weißwein

Knoblauch, Petersilie

extra natives Olivenöl

Salz und Pfeffer

Vorbereitung

Für das Rezept für Seezungenfilets mit Kartoffeln und Lauchsuppe den Lauch in Scheiben schneiden und in einen Topf mit etwas Öl geben. Lassen Sie sie abtropfen und lassen Sie sie 10 Minuten lang sanft trocknen. Eine Kartoffel schälen und in Stücke schneiden. Den Lauch mit dem Weißwein ablöschen, dann die Kartoffelwürfel dazugeben, langsam das Wasser hinzufügen und bei mittlerer Hitze 2025 Minuten kochen lassen. In der Zwischenzeit die anderen Kartoffeln schälen und in Streifen schneiden. Legen Sie sie auf ein mit Backpapier belegtes Backblech. Mit etwas Öl, Salz und Pfeffer würzen und bei 220 °C 30 Minuten backen.

Die Semmelbrösel mit einem Zweig
Petersilie, einer Knoblauchzehe und einer
Prise Salz vermischen, bis eine hellgrüne
Masse entsteht. Die Seezungenfilets so
verteilen, dass sie bedeckt sind, dann auf 4
Spieße stecken, auf ein Backblech legen, auf
Backpapier legen und mit weiteren
Semmelbröseln bestreuen. Den Lauch mit 2
EL Öl, Salz und Pfeffer vermischen, bis eine
cremige Suppe entsteht. Die
Kartoffelscheiben aus dem Ofen nehmen. Die
Seezungenfilets mit etwas Öl einfetten und
für 67 Minuten in den Ofen geben. Mit
Kartoffelstreifen und Lauchcreme servieren.

GEBACKENER STEINBUTT, SAURE RÜBEN, GERÖSTETE MANGO

Zeit 50 Min

Zutaten

4 Personen

1 filetierter Steinbutt

2 gelbe Rüben, 2 rote Rüben

2 Mangos

1 Karotte, 1 Zwiebel

Rohrzucker

trockener Weißwein

Reisessig

frische Senfblätter

Salz, Mineralwasser

extra natives Olivenöl

Vorbereitung

Eine mit Öl bedeckte Pfanne erhitzen, die gewürfelten Zwiebeln und Karotten anbraten und den trockenen Weißwein hinzufügen. Verdunsten lassen, bei starker Hitze 5 Minuten weiter bräunen, dann 1 Liter Wasser hinzufügen. Mit Salz abschmecken und auf dem Herd stehen lassen, bis sich die Masse auf die Hälfte reduziert hat. Die Steinbuttfilets mit einer Schöpfkelle Brühe in eine Auflaufform mit hohem Rand geben und bei 180 °C 10 Minuten backen. Die Rüben putzen, in 45 mm große Würfel schneiden und einige Minuten in kaltem Wasser einweichen. Mischen Sie 10 g braunen Zucker mit 100 g Wein, 70 g

Reisessig, eine Prise Salz und 23 Esslöffel
Mineralwasser in eine Schüssel geben. Mit
einem Teil der Soße zuerst die gelben und
gestreiften Rüben, dann die roten in einer
heißen Pfanne 5 Minuten anbraten. Den
mittleren Teil des Mangomarks in Würfel
schneiden. Die Beilagen bei starker Hitze in
einer sehr heißen Pfanne mit einer dünnen
Schicht Öl rösten und verrühren, bis eine
Soße entsteht. Würfel und Mangosauce auf
Tellern anrichten, Steinbuttfilets, Rüben und
ein paar Blätter frischen Senf darauf
verteilen.

TINTENFISCH GEFÜLLT MIT ZITRUSFRÜCHTEN

Zeit 1h

Zutaten

4 Personen

50 g Semmelbrösel

50 g geschälte Mandeln

4 mittelgroße Calamari

4 mittelgroße Orangen

2 Scheiben Brot

1 Zitrone, Knoblauch

gesalzene Kapern

Petersilie

Majoran

extra natives Olivenöl

Salz und Pfeffer

Vorbereitung

Für das Rezept für mit Zitrusfrüchten gefüllte Tintenfische den Tintenfisch säubern und die Tentakel in kleine Stücke schneiden. Die Mandeln mit einem Mixer zerkleinern oder in einen Beutel geben und mit einem Fleischhammer zerdrücken. 2 kleine Knoblauchzehen und einen Zweig Petersilie hacken, mit den gehackten Tentakeln, 25 g Öl, einer Prise Salz und frisch gemahlenem Pfeffer in eine Pfanne geben und 5 Minuten kochen lassen. Die Brotscheiben hacken und in einer Schüssel mit den gehackten Mandeln, den Semmelbröseln, den gekochten Tentakeln, 2 Esslöffeln ungesalzenen Kapern, dem Saft von 1,5 Orangen, der abgeriebenen Zitronenschale, einer Prise Salz und etwas Hackfleisch vermischen Pfeffer.

Füllen Sie den Tintenfisch mit dieser Füllung und verteilen Sie sie vorsichtig in den Beuteln. Mit einem Zahnstocher verschließen und auf ein mit Backpapier ausgelegtes Backblech legen. Mit Öl, Salz und Pfeffer würzen und bei 180 °C im Umluftbetrieb etwa 10 Minuten backen; Aus dem Ofen nehmen, mit der Kochflüssigkeit befeuchten und weitere 5/10 Minuten im Ofen garen. Die restlichen Orangen schälen, in Scheiben schneiden und mit einem Schuss Öl, einer Prise Salz und ein paar Blättern Majoran würzen. Die Calamari mit dem Orangensalat servieren.

WOLFSBARSCH, PILZE, UND CERFOGLIO

Zeit 1h

Zutaten

4 Personen

800 g Wolfsbarschfilet

600 g Hühnerbrühe

200 g Steinpilze

100 g Kerbel

100 g Auberginen

5 g brauner Zucker

2 rote Kartoffeln

2 Frühlingszwiebeln, Salz

Thymian, Knoblauch, Schalotte

extra natives Olivenöl

Vorbereitung

Den Kerbel in kochendem Wasser blanchieren und in Wasser und Eis abkühlen lassen (einige Blätter zur Dekoration aufbewahren). 1 Schalotte hacken und 1 Minute in einem Topf köcheln lassen. Kartoffeln schälen und in dünne Scheiben schneiden, zu den Schalotten geben, 200 g Hühnerbrühe hinzufügen und ca. 15 Minuten kochen lassen. Abkühlen lassen und dann mit dem Kerbel vermischen, bis eine glatte Soße entsteht. Für eine samtigere Konsistenz durch ein Sieb passieren. Auberginen und 200 g Steinpilze waschen. In Würfel schneiden und separat in der Pfanne anbraten, bis beide goldbraun sind: 45 Minuten für die Pilze, 67 Minuten für die Auberginen. In einem ofenfesten Topf die gereinigten und gehackten Frühlingszwiebeln anbraten, Pilze, Auberginen und Zucker hinzufügen.

Umrühren, 400 g Hühnerbrühe hinzufügen
und zum Kochen bringen. Decken Sie den
Inhalt des Auflaufs mit einem Blatt nassem
und ausgedrücktem Backpapier ab,
berühren Sie ihn und stellen Sie den Auflauf
für etwa 30 Minuten bei 140 °C in den Ofen.
Zum Schluss mixen, ohne dass die Mischung
zu flüssig wird, und dann durch ein Sieb
passieren. Entfernen Sie die Kappen von den
schwarzen Steinpilzen und schneiden Sie die
Stiele in Stücke. Alles in einer Pfanne mit Öl,
Thymian und 1 Knoblauchzehe 34 Minuten
anbraten. Das Filet schuppen und entgräten,
dann in vier Portionen schneiden, ohne es zu
schälen. Mit etwas Öl würzen und in einer
heißen Pfanne mit etwas Salz auf dem Boden
abtropfen lassen und auf die Hautseite legen.
Wenn dieser knusprig ist, die Scheiben auf
ein mit Backpapier ausgelegtes Backblech
legen und im Backofen bei 185 °C für 5
Minuten fertig garen.

FISCHEINTOPF UND ZUCCHINI-CREME MIT SCAPECE

Zeit 1h 30min

Zutaten

4 Personen

die Zucchinicreme

250g Hühnerbrühe

5 Zucchini, 1/2 Schalotte

Kartoffeln, Minze

Weißweinessig

extra natives Olivenöl

Salz und Pfeffer

der Eintopf

100 g Rotbarbenfilets

100 g Thunfischfilet

100 g Wolfsbarschfilets

4 Jakobsmuscheln, 4 Garnelen

4 Scampi, 4 Muscheln

4 Muscheln, 1 Knoblauchzehe

Petersilie, Salz

extra natives Olivenöl

Vorbereitung

Für die Zucchinicreme die Zucchini schälen, den Teil mit den Kernen entfernen und in Stücke schneiden. In einem Topf die gehackte Schalotte und ein Stück fein gehackte Kartoffel anbraten, die Zucchini dazugeben und abschmecken. Mit einem Schuss Essig übergießen und dann die heiße Hühnerbrühe hinzufügen. Mit ein paar Minzblättern würzen und 20 Minuten kochen lassen. Alles vermischen, Salz und Pfeffer hinzufügen und 23 Esslöffel Öl hinzufügen (für eine grünere Soße die Zucchini schälen und blanchieren).

die Schalen in kochendem Salzwasser;
Fahren Sie mit dem Rezept fort und
schneiden Sie die geschälten Zucchini in
Würfel. Wenn es an der Zeit ist, die Soße zu
mixen, fügen Sie die blanchierten Schalen
hinzu (wenn Sie es sehr samtig wünschen,
passieren Sie es durch ein Sieb). Für den
Eintopf den geschälten Knoblauch mit etwas
Öl und etwas Petersilie in einen Topf geben.
Wenn das Öl heiß ist, die Muscheln
hinzufügen und abdecken. Mit einem
Tropfen Wasser befeuchten und erneut
abdecken. Nehmen Sie die Muscheln aus der
Pfanne, sobald sie sich öffnen. Wiederholen
Sie den Vorgang mit den Muscheln. Alle
Fische putzen und in kleine Stücke
schneiden. Geschälte Garnelen, Scampi und
Jakobsmuscheln. Mit etwas Öl beträufeln
und 34 Minuten in einer heißen Pfanne mit
einer Prise Salz bestreut abtropfen lassen.
Fisch, Weichtiere und Krustentiere in der
Zucchinisauce servieren, nach Wunsch mit
frischen Sprossen und rohem Öl verfeinern.

FISCH MIT SEMMELBRÖSELN

Zeit 45 Min

Zutaten

4 Personen

500 g 4 Filets davon

Seehecht mit Haut

250 g Milch

60 g Semmelbrösel

20 g Mehl

extra natives Olivenöl

Majoran

Muskatnuss

Zitrone, Butter

Salz und Pfeffer

Vorbereitung

Für das Rezept für panierten Fisch die Seehechtfilets auf ein großes Blatt

Backpapier legen und mit 2 EL Öl, Salz, Pfeffer und Majoran würzen; Den Beutel verschließen und bei 180°C 2025 Minuten backen. Sobald es fertig ist, nehmen Sie es aus dem Ofen, lassen Sie es abkühlen und entfernen Sie schließlich das Fruchtfleisch in großen Stücken. In der Zwischenzeit die Béchamelsauce zubereiten: 20 g Butter mit dem Mehl verrühren, eine helle Masse herstellen, die kalte Milch auf einmal dazugeben, mit Salz, Pfeffer und Muskatnuss würzen und die Béchamelsauce nach dem Garen 34 Minuten kochen lassen unter ständigem Rühren aufkochen. Ein kleines Backblech einfetten und mit Semmelbröseln belegen; Die Hälfte der Béchamelsauce auf dem Boden verteilen, den Fisch, die abgeriebene Zitronenschale, den gehackten Majoran, die Semmelbrösel und die Butterflöckchen hinzufügen. Bei 180°C etwa 15 Minuten backen. Mit Majoranblättern servieren.

FISCHHACKBRATEN MIT BROKKOLI, AROMATISCHEN KRÄUTERN UND SAHNE

Zeit 1h

Zutaten

68 Personen

580 g gereinigtes Kabeljaufilet

300 g frische Sahne

120 g Brokkolibüschel

4 Eiweiß

Korianderbeeren

Schnittlauch, Salz, Dill

Vorbereitung

Für das Fischhackbraten-Rezept mit Brokkoli, aromatischen Kräutern und Sahne die Büschel blanchieren

Brokkoli in kochendem Salzwasser 1 Minute kochen und abtropfen lassen. Den Kabeljau von allen Gräten befreien, in kleine Stücke schneiden und Sahne, Eiweiß und eine Prise Salz hinzufügen. Alles verrühren, bis eine leicht klebrige Masse entsteht. Aromatisiert mit gemahlenem Koriander und grünem Pfeffer. Geben Sie die Brokkolibüschel zur Mischung, nachdem Sie sie mit Küchenpapier abgetupft haben, damit sie etwas trocknen. Fügen Sie außerdem einen Zweig gehackten Dill und etwas Schnittlauch hinzu. Verteilen Sie die Mischung auf einer Schicht überlappender, zum Kochen geeigneter Folienblätter. Mit Hilfe der Folie aufrollen, bis eine Wurst entsteht. Binden Sie es an den Enden mit Küchengarn zusammen und dämpfen Sie den Hackbraten 45 Minuten lang. In Scheiben geschnitten servieren. Begleiten Sie ihn, wie Sie möchten.

KALBSFILET,
ÄPFEL UND CHICORY
MIT PORTWEINSOBE

Zeit 1h 15min

Zutaten

Portionen für 6 Personen

1,2 kg sauberes Kalbsfilet

und an den Braten gebunden

250 g roter Radicchio

30 g Butter, 4 g Maisstärke

2 Äpfel, 1 Schalotte

Thymian, Portwein

extra natives Olivenöl

Salz und Pfeffer

Vorbereitung

Für das Rezept für Kalbsfilet, Äpfel und Radicchio mit Portwein waschen Sie die Äpfel und schneiden Sie sie in 8 Segmente. Einen Schuss Öl in einer Pfanne erhitzen, die auch für den Ofen geeignet ist, die halbierte Schalotte anbraten und das Filet von allen Seiten 5 Minuten rösten, dabei Salz und Pfeffer hinzufügen und mit einem Zweig Thymian würzen; Fügen Sie ein halbes Glas Portwein (ca. 80 g) hinzu, lassen Sie es 1 Minute lang verdampfen, geben Sie es dann in den Ofen und kochen Sie es 15 Minuten lang bei 120 °C. Die Äpfel hinzufügen und weitere 40 Minuten kochen lassen.

Geben Sie das Filet und die Äpfel auf das Serviertablett und löschen Sie die Pfanne mit einem Glas Portwein (ca. 150 g) ab. Lassen Sie es verdampfen, fügen Sie 30 g Butter und 4 g Maisstärke hinzu und kochen Sie es 3 Minuten lang. Geben Sie dann 50 g Wasser hinzu, vermischen Sie es und kochen Sie es weitere 2 Minuten lang, um die Soße zu erhalten. Den Radicchio putzen und in Stücke brechen. Das Filet vom Faden befreien, in Medaillons schneiden und mit Äpfeln, Radicchio und Portosauce servieren.

BORLOTTI-HACKBROT, GRÜNE BOHNEN UND KÄSE, UMWICKELT IN SCHINKEN

Zeit 1h 30 min

Zutaten

68 Personen

350 g gekochte Borlottibohnen

300 Gramm Kartoffeln

120 g Robiola-Käse

100 g grüne Bohnen

100 g geschnittener Rohschinken

30 g Parmesan

1 Ei, Majoran

extra natives Olivenöl

Salz und Pfeffer

Vorbereitung

Für das Hackbraten-Rezept mit Borlottibohnen, grünen Bohnen und Käse im Schinkenmantel kochen Sie die Kartoffeln etwa 40 Minuten in kochendem Wasser. Die grünen Bohnen putzen und in kochendem Salzwasser 5 Minuten kochen, dann abgießen. Die Bohnen mit 3 Esslöffeln Öl mit einem Stabmixer pürieren. Die Kartoffeln zerdrücken und zusammen mit dem Ei, geriebenem Parmesan, Salz, Pfeffer, einem Zweig gehacktem Majoran und den gehackten grünen Bohnen zur Bohnencreme geben. Alles vermischen, bis die Zutaten vereint sind. Die Schinkenscheiben nebeneinander, leicht überlappend, auf ein Backpapier legen.

Sie erhalten ein Rechteck: Drehen Sie es so, dass die Schinkenscheiben senkrecht vor Ihnen liegen. Die Hackbratenmasse auf dem Boden anrichten. Machen Sie in der Mitte eine Rille und füllen Sie sie mit dem Käse. Schließen Sie dann die Mischung und geben Sie ihr eine zylindrische Form. Zum Schluss mit Hilfe des Backpapiers in den Schinkenscheiben wälzen. Wickeln Sie den Hackbraten in Papier ein, als wäre er eine Süßigkeit. Die Außenseite mit etwas Öl einfetten, in eine Auflaufform legen und 35 Minuten bei 180 °C backen; Öffnen Sie dann das Papier und kochen Sie es weitere 78 Minuten lang.

GRATINIERTER KABELJAU

Zeit 50 Min

Zutaten

4 Portionen

800 g entsalztes Kabeljaufilet

200 g alte Semmelbrösel

40 g Walnusskerne

40 g Rosinen

8 getrocknete Feigen

Petersilie, Knoblauch

Rotwein

extra natives Olivenöl

Vorbereitung

Für das Kabeljau-Gratin-Rezept putzen Sie den Kabeljau, entfernen Sie alle Gräten und legen Sie ihn in eine Auflaufform, die Sie vom Ofen auf den Tisch stellen können. Die Semmelbrösel grob vermischen. Feigen, Nüsse und Rosinen hacken. Einen Zweig Petersilie und 1 Knoblauchzehe fein hacken und einen Teil davon über den Kabeljau verteilen. Die restliche Mischung mit den Semmelbröseln und den gehackten Trockenfrüchten vermischen. Würzen Sie den Fisch mit einem Schuss Rotwein und bedecken Sie ihn dann mit einer Mischung aus Brot und Trockenfrüchten. Mit etwas Öl würzen und bei 180 °C etwa 20 Minuten backen.

HÜHNER- UND STEINROLLEN MIT INGWER IN KATAIFI-NUDELN

Zeit 40 Min

Zutaten

8 Personen

400 g 8 Scheiben Hähnchenbrust

180 g Steinpilze

150 g Mayonnaise

125 g griechischer Joghurt

90 g Brot für Sandwiches

frischer Ingwer, Salz

Kataifi-Nudeln

Schnittlauch, Basilikum

Erdnussöl

extra natives Olivenöl

Vorbereitung

Für das Rezept für Hühnchen-, Steinpilz- und Steinpilzröllchen mit Ingwer in Kataifi-Paste die Kruste vom Brot entfernen und vermischen. Die Pilze putzen und in kleine Stücke schneiden. In einer Pfanne mit etwas nativem Olivenöl extra, 34 Ingwerscheiben und einer Prise Salz 23 Minuten anbraten. Schalten Sie es aus und lassen Sie es abkühlen. Die Pilze fein hacken, den gebräunten Ingwer fein hacken und alles zum Brot geben. Mit Salz würzen und zu dieser Füllung 1 Esslöffel Schnittlauchscheiben hinzufügen.

Die Hähnchenbrustscheiben leicht schlagen, um sie dünner zu machen, sie in der Mitte mit einem Stück Füllung füllen und zu einer Rolle zusammenrollen. Jedes Hähnchenbrötchen in Kataifi-Teig einwickeln; Mit 23 Ingwerscheiben 3 Minuten in Erdnussöl bei 170 °C anbraten. Lassen Sie sie auf Küchenpapier abtropfen. Mischen Sie die Mayonnaise mit dem griechischen Joghurt, einem kleinen Stück geriebenem Ingwer und ein paar gehackten Basilikumblättern. Die Brötchen mit der Ingwermayonnaise servieren.

LUCIANA NACH FISCHER-ART UND KNUSPRIGE ARTISCHOCKEN

Zeit 1h 10min

Zutaten

Portionen für 4 Personen

1 kg Seeteufelscheibe

150 g Tomatenpüree

80 g entkernte grüne Oliven

30 g entsalzte Kapern

3 Artischocken

1 Zitrone

1 Knoblauchzehe

Majoran

Thymian, Lorbeerblatt

Selleriesalz

extra natives Olivenöl

Erdnussöl

Vorbereitung

Für das Luciana-Seeteufel-Rezept reinigen Sie die Seeteufelscheibe und entfernen Sie die Nagelhaut. Drehen Sie es um, machen Sie zwei Einschnitte entlang des Mittelknochens, entfernen Sie es und legen Sie es beiseite. Binden Sie das Seeteufelsteak wie einen Braten: So bleibt es beim Garen saftiger. Bereiten Sie ein aromatisches Bouquet mit einem Zweig Majoran, einem Zweig Thymian, ein paar Lorbeerblättern und einer Stange Sellerie zu. Eine Pfanne, vorzugsweise Gusseisen oder Stahl, mit 2 Esslöffeln Öl erhitzen; Den gebratenen Seeteufel 1 Minute lang anbraten, salzen, den geschälten und zerdrückten Knoblauch und das aromatische Bündel, die Oliven und die entsalzten Kapern hinzufügen,

dann alles mit dem Tomatenpüree bedecken;
50 g Wasser und den Seeteufelknochen
hinzufügen, abdecken und 50 Minuten bei
schwacher Hitze kochen lassen. Die
Artischocken putzen und dabei die Dornen
und den inneren Bart entfernen. Schneiden
Sie sie in Spalten und tauchen Sie sie nach
und nach in mit Zitronensaft angesäuertes
Wasser. Die Artischocken in reichlich
Erdnussöl 56 Minuten braten, dann auf
Küchenpapier und Sabatelli abtropfen
lassen. Den gebratenen Seeteufel in Scheiben
schneiden und mit der Sauce und knackigen
Artischocken servieren.

JAKOBSMUSCHELN MIT WEINTRAUBEN UND PILZEN

Zeit 20 Min

Zutaten

4 Personen

300 g frische Steinpilze

120 g kernlose weiße Weintrauben

120 g kernlose rote Weintrauben

12 Jakobsmuscheln

Butter, Knoblauch

Petersilie

Salz und Pfeffer

Vorbereitung

Für das Rezept Jakobsmuscheln mit Trauben und Pilzen rösten Sie die Jakobsmuscheln in einer Pfanne in einem Stück schäumender Butter bei starker Hitze und wenden Sie sie 23 Minuten lang auf beiden Seiten. Salzen Sie sie leicht. Geben Sie die Schalentiere auf einen Teller und bewahren Sie den Bratensaft auf. Reinigen Sie das Backblech mit Küchenpapier. Die Pilze putzen und in kleine Stücke schneiden. Die größeren Weintrauben halbieren. Geben Sie ein neues Stück Butter in die Pfanne und braten Sie die Steinpilze und Weintrauben mit einer zerdrückten Knoblauchzehe und einer Prise Salz 3 Minuten lang an. Die Jakobsmuscheln und den Bratensaft wieder in die Pfanne geben, vermischen, Knoblauch und Pfeffer entfernen und mit gehackter Petersilie servieren.

FÄCHER MIT STEINZEUG UND KARTOFFELN

Zeit 1h

Zutaten

6 Portionen

6 kleine gelbe Kartoffeln

150 g Steinpilze

30 g Parmesan

2 Stück Schalotten

Lorbeer, weise

Marder, salzig

Rosmarin

Rotwein, Butter

Tomatenmark

extra natives Olivenöl

Salz und Pfeffer

Vorbereitung

Für das Kartoffelflan-Rezept schälen Sie die Kartoffeln und waschen Sie sie in einer Schüssel, bis das Wasser klar ist, um einen Teil der Stärke zu entfernen. Schneiden Sie die Kartoffeln in regelmäßige, 34 mm dicke Scheiben. Mit etwas Öl einmassieren, auf einem mit Backpapier ausgelegten Backblech verteilen und leicht salzen. Die Steinpilze putzen, in gleichmäßige Scheiben schneiden, mit den Kartoffeln in der Pfanne verteilen und mit etwas Öl würzen. 15 Minuten bei 220 °C backen. 6 Muffinformen (ø 7 cm) einfetten und den Boden mit 6 Scheiben Backpapier auslegen, die ebenfalls mit Butter bestrichen sein sollten. Einen Zweig Majoran, Bohnenkraut und einen Zweig Rosmarin fein hacken und mit dem geriebenen Parmesan vermischen.

Nehmen Sie die Kartoffeln und Steinpilze aus dem Ofen und stellen Sie jeden Flan zusammen, indem Sie in jede Form eine Schicht Kartoffeln, eine Schicht Parmesan mit Kräutern und eine Schicht Steinpilze verteilen. Wiederholen Sie die drei Schichten und schließen Sie mit dem Parmesan und einem Stück Butter ab. Bei 180–190 °C etwa zehn Minuten backen. Bereiten Sie die Soße zu: Schälen Sie die Schalotte, schneiden Sie sie in zwei Hälften und bräunen Sie sie in einem Topf mit einem Stück Butter, einem Zweig Salbei, ein paar Lorbeerblättern, einer Prise Salz und einer Prise Pfeffer an. Wenn die Schalotte zu brutzeln beginnt, 1 Glas Rotwein hinzufügen und verdampfen lassen; 1 Teelöffel Tomatenmark hinzufügen und 10 Minuten kochen lassen; Zum Schluss die aromatischen Kräuter entfernen und mixen, bis eine glatte und homogene Sauce entsteht. Die Flans mit der Soße servieren; Nach Geschmack mit in einer Pfanne mit einem Stück Butter angebratenen Steinpilzen servieren.

BARSCH UND TAPIOKA KOTELETT

Zeit 40 Min

Zutaten

Portionen für 6 Personen

6 Eglifilets

300 Gramm Tomaten

120 g Tapiokaperlen

Maismehl, Eiweiß

Tomatenmark

Basilikumsalz

Erdnussöl

Vorbereitung

Für das Rezept für Egli- und Tapiokakoteletts die Kirschtomaten in kleine Stücke schneiden und pürieren.

Sammeln Sie das Fruchtfleisch in einem mit einem Tuch ausgelegten Sieb, geben Sie es in einen Behälter und lassen Sie es abtropfen, bis Sie 100 g Tomatenwasser erhalten. Tapioka in 300 g kochendem Salzwasser kochen. Wenn die Tapiokaperlen aufzuquellen beginnen und leicht durchsichtig werden, das Tomatenwasser hinzufügen und 1520 Minuten kochen lassen. In der Zwischenzeit die Fischfilets panieren, zunächst im Maismehl, dann in 1 geschlagenem Eiweiß und nochmals im Maismehl wenden. In heißem Erdnussöl 2 Minuten pro Seite braten. Das pürierte Tomatenmark mit 1 Esslöffel Konzentrat zu einer Soße vermischen. Die gebratenen Filets in der Tapiokasuppe servieren und mit Tomatensauce und frischen Basilikumblättern garnieren.

HUHN MIT SAHNE UND STEINZEUG

Zeit 45 Min

Zutaten

4 Personen

1,5 kg 1 Huhn

500 g frische Sahne

400 g frische Steinpilze

Grappa 150 g

1 Zwiebel, Knoblauch

Butter, Salbei

Rosmarin

Petersilie

extra natives Olivenöl

Salz und Pfeffer

Vorbereitung

Für das Rezept Hähnchen mit Sahne und Steinpilzen das Hähnchen in 8 Stücke schneiden und bei starker Hitze in einer Pfanne mit 1 Knoblauchzehe ohne Zugabe von Fett anbraten. Duftet mit etwas Salbei und Rosmarinblättern. Nach dem Garen nach 45 Minuten Brandy, Salz und Pfeffer hinzufügen. Mit dem Deckel abdecken und etwa 20 Minuten kochen lassen. Die Zwiebel hacken und in einer großen Pfanne mit einem Stück Butter, einem Schuss Öl und einer Prise Salz anbraten. Die Sahne dazugeben, aufkochen, den Herd ausschalten und mit Salz und Pfeffer würzen. Die Pilze putzen und in kleine Stücke schneiden.

In einer Pfanne mit etwas Öl und 1 Knoblauchzehe samt Schale 23 Minuten anbraten. Mit Salz und Pfeffer würzen und dann eine kleine, fein gehackte Knoblauchzehe hinzufügen. Die Hälfte der gebräunten Steinpilze hacken und zur Sahne geben. Fügen Sie auch das Hähnchenfleisch und einen Teil des Bratensaftes hinzu und garen Sie alles 5 Minuten lang bei schwacher Hitze und mit geschlossenem Deckel. Zum Schluss die restlichen Pilze dazugeben und mit frischer Petersilie servieren.

HACKBRATEN MIT KÜRBIS

KICHERERBSEN UND PILZEN

Zeit 90 Minuten

Zutaten

4 Personen

1,5 kg Kürbis

300 g Steinpilze

230 g gekochte Kichererbsen

150 Gramm Spinat

2 Eier, Thymian, Knoblauch

Petersilie

Geriebener Parmesan

Semmelbrösel, Essig

extra natives Olivenöl

Salz und Pfeffer

Vorbereitung

Den Kürbis in kleine Stücke schneiden, entkernen, auf ein mit Backpapier belegtes Backblech legen, mit Öl, Thymianzweigen, Salz und Pfeffer würzen und bei 180°C 1 Stunde backen. Aus dem Ofen nehmen und das Fruchtfleisch herausnehmen; In Stücke schneiden und mit Kichererbsen, Eiern, Salz, Pfeffer und 1 Esslöffel Essig vermischen. Den Spinat in kochendem Salzwasser blanchieren, abtropfen lassen und zum Trocknen auf Küchenpapier ausbreiten. Die Pilze putzen und in Stücke schneiden; In einer Pfanne mit etwas Öl anbraten

Öl, 1 Knoblauchzehe, Salz und Pfeffer 3 Minuten lang anbraten, dann mit einem Zweig gehackter Petersilie verfeinern. Die Kürbismischung mit einem weiteren Blatt Backpapier und einem Nudelholz auf einem mit Öl bestrichenen Blatt Backpapier verteilen, sodass ein rechteckiger Boden entsteht. Schneiden Sie die Ränder ab und bedecken Sie das Nudelrechteck mit Spinat. Dann verteilen Sie die Pilze auf der kürzesten Seite des Rechtecks und rollen von dort aus den Hackbraten mithilfe des Backpapiers auf. 1 Esslöffel Semmelbrösel mit 1 Esslöffel geriebenem Parmesan vermischen und auf die Oberfläche des Hackbratens streuen, dann bei 170°C etwa 25 Minuten backen.

GEFÜLLTE ZUCCHINI

Zeit 80 Min

Zutaten

6 Personen

1 kg 6 Zucchini

500 g gewürfeltes Kalbsfleisch

50 g Rohschinken

40 g trockene Semmelbrösel

20 g geriebener Parmesan

1 Ei, Milch

1 Stange Sellerie

1 Karotte, 1/2 Zwiebel

Petersilie

trockener Weißwein

extra natives Olivenöl

Salz und Pfeffer

Vorbereitung

Für das Rezept für gefüllte Zucchini
schneiden Sie die Zucchini horizontal durch,
sodass Sie einen dickeren Teil, den Boden,
und einen dünneren Teil, den Deckel,
erhalten. Leeren Sie den dicksten Teil
großzügig aus und bewahren Sie den
erhaltenen Brei auf. Böden und Deckel 2
Minuten in kochendem Salzwasser
blanchieren; Lassen Sie sie auf
Küchenpapier abtropfen. Sellerie, Karotte
und Zwiebel hacken und in einer großen
Pfanne mit 3 Esslöffeln Öl 23 Minuten
anbraten. Den Kalbsbrei dazugeben und bei
starker Hitze anbraten. Dabei darauf achten,
dass das Gemüse nicht anbrennt.

Nach 57 Minuten 1/2 Glas Weißwein und 1 Kelle Wasser hinzufügen; Reduzieren Sie die Hitze, decken Sie das Ganze ab und kochen Sie es etwa 20 Minuten lang. Geben Sie dann das Zucchinimark, eine weitere Kelle Wasser, Salz und Pfeffer hinzu und kochen Sie es weitere 15 Minuten lang. Zum Schluss das Fleisch abtropfen lassen (den Bratensaft auffangen), hacken und mit Ei, Parmesan, gehacktem Schinken, in Milch eingeweichten und ausgedrückten Semmelbröseln, 1 Esslöffel gehackter Petersilie, Salz und Pfeffer vermischen. Füllen Sie die Böden der Zucchini mit der Mischung, verschließen Sie sie mit den Deckeln und befestigen Sie sie mit ein paar Windungen der Schnur. Legen Sie die Zucchini in eine Auflaufform und geben Sie den Bratensaft und bei Bedarf einen Tropfen Wasser hinzu. 2025 Minuten bei 180 °C backen.

MEERESFRÜCHTER SALAT

Zeit 1h

Zutaten

4 Personen

12 geschälte rote Garnelen

12 Scampi

**12 mittelgroße Calamari in Stücke
geschnitten**

4 mittelgroße Kartoffeln, gewürfelt

1 Schalotte in Scheiben geschnitten

Zitrone, Petersilie

Gemüsebrühe

extra natives Olivenöl

Salz und Pfeffer

Vorbereitung

Für das Meeresfrüchtesalat-Rezept die Schalotte in etwas Öl anbraten, dann die Kartoffeln dazugeben, mit der heißen Gemüsebrühe bedecken und kochen, bis sie gar sind: vermischen und mit Salz und Pfeffer würzen. Garnelen und Scampi schälen, ohne den Kopf zu entfernen; Dämpfen Sie sie maximal 45 Minuten lang und machen Sie dasselbe mit dem Tintenfisch. Die Kartoffelcreme auf den Tellern verteilen und mit Scampi, Garnelen und Calamari belegen. Mit etwas Öl würzen und mit aromatischen Kräutern, kandierten Zitronenspalten, gepufftem Fregola und Kartoffelchips dekorieren.

GEMÜSESPIESSE MIT OKRA

Zeit 45 Min

Zutaten

4 Personen

500g frische Okraschoten

200g Chilistangen

200 g Karottenstifte

100 g Semmelbrösel

30 g geschälte Walnüsse

4 mittelgroße Kohlblätter

1 goldener Apfel

geräucherter süßer Paprika

extra natives Olivenöl

Salz, Curry

Vorbereitung

Für das Rezept für Gemüsespieße mit Okraschoten die Okraschoten nach dem erneuten Kochen für 45 Minuten in kochendem Salzwasser blanchieren, dann in kaltem Wasser abschrecken, abtropfen lassen und vorsichtig mit einem Tuch trocknen. Das andere Gemüse ebenfalls blanchieren. Die Semmelbrösel mit 1 Esslöffel Curry, 1 Teelöffel Paprika, den Walnüssen und ein paar Esslöffeln Öl und Salz vermischen; Sie müssen eine ziemlich feine Mischung erhalten. Montieren Sie 4 Spieße abwechselnd mit Okraschoten, Apfelstücken und Gemüsesticks auf jedem Spieß (in der Saison können Sie 200 g weißen Spargel hinzufügen); Fetten Sie sie mit Öl ein und geben Sie sie in die Brotmischung. Die Spieße in einer Pfanne von beiden Seiten goldbraun anbraten. Kurz vor dem Genuss mit Salz bestreuen.

KABELJAU NACH MEDITERRANER ART IN AGUACHILE

Zeit 20 Min

Zutaten

4 Personen

600 g Kabeljaufilet ohne Haut

15 g entsalzte Kapern

10 Gramm frischer Koriander

5 g frische Petersilie

1 grüne Serrano-Chilischote

1 Limette, 1 Zitrone

extra natives Olivenöl

Salz und Pfeffer

Vorbereitung

Für das Rezept für Kabeljau in Aguachile nach mediterraner Art bereiten Sie die Aguachile-Sauce zu:

Mischen Sie die Koriander- und Petersilienblätter (bewahren Sie ein paar ganze zur Vervollständigung beiseite) mit dem Limettensaft und einer halben Zitrone, einer Prise Salz, 2 Esslöffeln Öl und der grünen Chilischote auf. Fetten Sie eine beschichtete Pfanne mit etwas Öl ein, lassen Sie den Kabeljau bei starker Hitze auf jeder Seite 23 Minuten lang abtropfen, salzen Sie ihn dann leicht, schließen Sie den Deckel und lassen Sie ihn bei schwacher Hitze weitere 56 Minuten lang weiterbraten. Den Kabeljau auf Teller verteilen, mit 1 Esslöffel Kapern, der Aguachile-Sauce und nach Geschmack Zitronen- oder Limettenspalten belegen. Mit Petersilie oder Korianderblättern belegen. Die Zutat: Serrano-Chili ist eine ganze grüne Chilischote, die ursprünglich aus Mexiko stammt. Wenn es nicht zu scharf ist, kann es durch andere ähnliche Sorten ersetzt werden.

SCHWEINEFILET MIT LÜTTICHER SIRUP, FRIGGITELLI UND FRÜHLINGSZWIEBELN

Zeit 35 Min

Zutaten

4 Personen

500 g sauber

Borettan-Zwiebeln

600 g 1 Schweinefilet

400 g Friggitelli-Paprika

Thymian, Lorbeerblatt

extra natives Olivenöl

Salz und Pfeffer

Vorbereitung

Für das Rezept Schweinefilet mit Lütticher Sirup, Friggitelli und Frühlingszwiebeln, Salz und Pfeffer

Das Filet anbraten, mit gehacktem Thymian bestreuen und in einer Pfanne mit etwas Öl von allen Seiten in etwa 67 Minuten anbraten. Fügen Sie die Frühlingszwiebeln, ein paar Lorbeerblätter, 2 Esslöffel Lütticher Sirup, Salz und Pfeffer hinzu und kochen Sie das Filet unter mehrmaligem Wenden etwa 20 Minuten lang, bis es in der Mitte eine Temperatur von 58 °C erreicht. Während des Kochens geben die Zwiebeln etwas Wasser ab, das dazu dient, den Sirup und den Fleischsaft zu verdünnen und eine Soße zu erzeugen. Überprüfen Sie die Verdunstung während des Kochens und fügen Sie bei Bedarf einen Tropfen Wasser hinzu. Separat die Friggitelli in einer anderen Pfanne mit etwas Öl 810 Minuten lang anbraten. Den Braten mit Soße und Zwiebeln servieren; Abgerundet mit Friggitelli, der mediterranen Note in einem eher kontinentalen Gericht.

DORADE UND KARAMELLISIERT ENDIVIE

Zeit 1h

Zutaten

Portionen für 4 Personen

2 Doraden à 800 g.

4 Köpfe belgischer Endivie

Honig, Zitrone

Knoblauch, Salbei

Rosmarin, Butter

Thymian, Lorbeerblatt

Trockener Marsala

extra natives Olivenöl

Salz und Pfeffer

Vorbereitung

Für das Rezept mit Seebrasse und karamellisierten Endivien die Seebrasse säubern: entschuppen, die Flossen entfernen und entkernen; Erhalten Sie 4 Filets, indem Sie den ventralen Teil abschneiden, der weicher und voller Gräten ist. Behalten Sie die Ausschnitte für Kopf, Mittelknochen und Bauch bei. Alle Fischreste in einer Pfanne mit einer dünnen Schicht Öl, einem Zweig Rosmarin, etwas Thymian und 1 Lorbeerblatt anbraten; nach 10 Minuten 1/2 Glas trockenes Marsala hinzufügen und weitere 30 Minuten kochen lassen, dabei gelegentlich umrühren; Zum Schluss filtern und die Sauce auf dem Herd mit einem kleinen Stück Butter 5 Minuten lang andicken. In einer Pfanne einen Spritzer Öl mit einem Rosmarinzweig, 2 Salbeiblättern und 1 Knoblauchzehe bei mittlerer Hitze erhitzen; Die Doradenfilets dazugeben, mit der Haut nach unten legen und mit der Sauce bedecken

Abdecken und etwa zehn Minuten garen (der Dampf, der sich im Inneren bildet, gart die Filets auch an der Oberfläche). Die 4 Endivienköpfe halbieren und 10 Minuten dünsten. In der Zwischenzeit 3 EL Honig mit 3 EL Öl und 2 Zitronenschalen, Salz und Pfeffer sowie nach Geschmack ein paar Kerbelblätter verrühren. Den Endivien auf ein Backblech legen, mit der Honigemulsion bestreichen und bei 200 °C 45 Minuten backen. Die Doradenfilets mit der Soße servieren und mit der Eskariole servieren. Zur Verwertung: Die geschmacksintensiven Fischabfälle werden für die Zubereitung der Soße zu den Filets verwendet.

MARENGO-HUHN

Zeit 45 Min

Zutaten

Portionen für 6 Personen

1,2 kg 1 Huhn

500 Gramm Tomaten

150 g Champignons

6 Garnelenschwänze

6 Eier, Mehl, Knoblauch,

selbstgebackenes Brot

gehackte Petersilie

trockener Weißwein

Salz, Butter, Zitrone

extra natives Olivenöl

Vorbereitung

Für das Hühnchen-Marengo-Rezept schneiden Sie das Hühnchen in 6 Stücke und trennen dabei die Brust und die Schenkel. Bemehlen Sie sie und bräunen Sie sie in einer großen Pfanne mit etwas Öl, einem Stück Butter und 1 in der Schale zerdrückten Knoblauchzehe an. Die Stücke 56 Minuten lang von allen Seiten wenden. Das Hähnchen mit 1 Glas Wein ablöschen und dann die gehackten Tomaten hinzufügen. Salz hinzufügen und 5 Minuten kochen lassen. Entfernen Sie die Brüste und fügen Sie die in Scheiben geschnittenen Champignons hinzu. Weitere 10 Minuten kochen lassen, dann die Brüste erneut hinzufügen, den Saft einer halben Zitrone und 2 Esslöffel Petersilie hinzufügen und nach 12 Minuten fertig garen. 6 Scheiben Brot toasten. Die Spiegeleier 5 Minuten braten. Die geschälten Garnelenschwänze rösten und dann mit dem Hähnchen in die Soße geben. Servieren Sie das Hähnchen in seiner Soße mit dem Ei auf dem Brot.

ABSCHLUSS

Die Reise der bariatrischen Diät ist eine komplexe und faszinierende Reise. Dieses Buch bietet einen detaillierten Überblick über die zugrunde liegenden wissenschaftlichen Prinzipien und praktischen Strategien zum Erreichen Ihrer Ziele. Denken Sie daran, dass der langfristige Erfolg nicht nur von der Ernährung abhängt, sondern auch von der Ernährung." Durch regelmäßige Bewegung, die Unterstützung eines medizinischen Teams und eine tiefgreifende Änderung des Lebensstils. Informieren Sie sich weiterhin und kümmern Sie sich um sich selbst, und die Ergebnisse werden sichtbar sein. „Sie haben eine außergewöhnliche Reise zu einem neuen Ich angetreten. Dieses Buch hat Ihnen die Werkzeuge und die Motivation gegeben, sich Herausforderungen zu stellen und Ihre Ziele zu erreichen. Denken Sie daran, dass Sie stärker sind, als Sie denken, und dass jeder kleine Schritt Sie Ihrem Ziel näher bringt." Feiern Sie Ihre Erfolge, haben Sie

Geduld mit sich selbst und lassen Sie sich weiterhin inspirieren. Sie können Ihr Leben verändern! Ich hoffe, dieses Buch hat Sie auf dieser Reise der Entdeckung und des persönlichen Wachstums begleitet. Die bariatrische Diät ist viel mehr als nur Gewichtsverlust; sie ist eine Gelegenheit, sich selbst, Ihren Geschmack und Ihre Leidenschaften neu zu entdecken. Denken Sie daran, dass Sie einzigartig sind und dass Ihre Die Reise ist eine persönliche Angelegenheit. Haben Sie keine Angst vor Experimenten, bitten Sie um Hilfe und feiern Sie jeden kleinen Sieg. Jetzt haben Sie alle Informationen, die Sie benötigen, um dieses neue Kapitel in Ihrem Leben zu beginnen. Warten Sie nicht länger! Beginnen Sie mit der Umsetzung der Ratschläge in diesem Buch und erstellen Sie einen individuellen Speiseplan, der Sie zufriedenstellt. Strebe weiter, lerne und wachse weiter. Sie sind in der Lage, jedes Ziel zu erreichen, das Sie sich setzen." Teilen Sie Ihre Erfahrungen mit uns! Hinterlassen Sie eine Rezension und erzählen Sie uns, wie Ihnen dieses Buch geholfen hat.Vielen Dank, dass Sie diesen Seiten Ihre Zeit und Aufmerksamkeit widmen und ein aufrichtiges Interesse daran zeigen, Ihre Gesundheit zu verstehen und zu verbessern. Ihre Worte könnten ein Leitfaden für andere Wellness-Suchende sein, die diesen Weg einschlagen. Ich danke Ihnen zutiefst, dass Sie sich für die bariatrische Diät 2024 entschieden haben. Vielen Dank, dass Sie sich entschieden haben, mich auf dieser Reise zu begleiten und in Ihre Gesundheit und Ihr Wohlbefinden zu investieren. Ich wünsche Ihnen viel Erfolg und Glück auf Ihrem weiteren Weg. Mit Dankbarkeit,

TERY LONG